Jennifer Catteeu

Facteurs prédictifs de césarienne chez la primipare à bas risque

AF061868

Jennifer Catteeu

Facteurs prédictifs de césarienne chez la primipare à bas risque

Étude rétrospective et comparative sur 378 dossiers

Presses Académiques Francophones

Impressum / Mentions légales
Bibliografische Information der Deutschen Nationalbibliothek: Die Deutsche Nationalbibliothek verzeichnet diese Publikation in der Deutschen Nationalbibliografie; detaillierte bibliografische Daten sind im Internet über http://dnb.d-nb.de abrufbar.
Alle in diesem Buch genannten Marken und Produktnamen unterliegen warenzeichen-, marken- oder patentrechtlichem Schutz bzw. sind Warenzeichen oder eingetragene Warenzeichen der jeweiligen Inhaber. Die Wiedergabe von Marken, Produktnamen, Gebrauchsnamen, Handelsnamen, Warenbezeichnungen u.s.w. in diesem Werk berechtigt auch ohne besondere Kennzeichnung nicht zu der Annahme, dass solche Namen im Sinne der Warenzeichen- und Markenschutzgesetzgebung als frei zu betrachten wären und daher von jedermann benutzt werden dürften.

Information bibliographique publiée par la Deutsche Nationalbibliothek: La Deutsche Nationalbibliothek inscrit cette publication à la Deutsche Nationalbibliografie; des données bibliographiques détaillées sont disponibles sur internet à l'adresse http://dnb.d-nb.de.
Toutes marques et noms de produits mentionnés dans ce livre demeurent sous la protection des marques, des marques déposées et des brevets, et sont des marques ou des marques déposées de leurs détenteurs respectifs. L'utilisation des marques, noms de produits, noms communs, noms commerciaux, descriptions de produits, etc, même sans qu'ils soient mentionnés de façon particulière dans ce livre ne signifie en aucune façon que ces noms peuvent être utilisés sans restriction à l'égard de la législation pour la protection des marques et des marques déposées et pourraient donc être utilisés par quiconque.

Coverbild / Photo de couverture: www.ingimage.com

Verlag / Editeur:
Presses Académiques Francophones
ist ein Imprint der / est une marque déposée de
OmniScriptum GmbH & Co. KG
Heinrich-Böcking-Str. 6-8, 66121 Saarbrücken, Deutschland / Allemagne
Email: info@presses-academiques.com

Herstellung: siehe letzte Seite /
Impression: voir la dernière page
ISBN: 978-3-8381-4483-2

Copyright / Droit d'auteur © 2014 OmniScriptum GmbH & Co. KG
Alle Rechte vorbehalten. / Tous droits réservés. Saarbrücken 2014

Un grand merci à **<u>Monsieur ROMAN Horace,</u>**
pour avoir eu la gentillesse de consacrer son temps précieux
à la direction de ce mémoire.
J'étais ravie de travailler avec vous pour appréhender la recherche épidémiologique.
Recevez ici le témoignage de mon respect
et de ma grande considération pour votre professionnalisme.

Merci à **<u>Madame PASTOR Corine,</u>**
pour vos conseils, votre disponibilité et votre indispensable soutien.
Veuillez trouver ici toute ma reconnaissance.

Remerciements aux **archivistes**,
pour votre rapidité et votre compréhension.

Merci à **mes parents, et à ma grand-mère,**
pour l'attention que vous m'avez accordée toutes ces années
et pour l'intérêt porté à mes études.

Merci à **ma sœur,**
pour sa contribution à la mise en page de ce travail
mais surtout pour tout ce qu'on a pu partager ensemble.

Merci à toi, **Fabrice,**
pour ton encouragement à la publication de mon mémoire,
quatre ans après sa rédaction
ainsi que pour ton soutien et ta présence au quotidien.

Merci **aux amis** qui se reconnaîtront,
pour m'avoir accompagnée depuis toujours.

Soyez assurés de mon profond attachement.

**Sans vous, ce mémoire n'aurait sans doute pas vu le jour.
Merci de m'avoir fait confiance.**

SOMMAIRE.

INTRODUCTION. 5

PARTIE THEORIQUE. 7

1. Gestion du travail chez la primipare à bas risque. 7
1.1 Le bas risque obstétrical. 7
1.2 Physiologie du travail. 7
1.3 Les recommandations de la prise en charge du travail. 8
1.3.1 Le partogramme. 8
1.3.2 Modalités habituelles de surveillance du travail. 9
1.3.3 Techniques de surveillance de deuxième ligne. 11
1.3.4 La direction du travail. 15

2. La césarienne chez la primipare à bas risque. 21
2.1 Epidémiologie. 21
2.2. Le coût. 21
2.3 La répartition des césariennes. 22
2.3.1 Etablissement public/privé. 22
2.3.2 Niveau de maternité. 22
2.3.3 Césarienne Programmée/Urgence. 23

3. Les facteurs influençant l'augmentation du taux de césariennes. 24
3.1 Facteurs maternels. 24
3.1.1 La parité. 24
3.1.2 L'age maternel. 24
3.1.3 Obésité maternelle. 24
3.1.4 Assistance médicale à la procréation. 25
3.1.5 Les critères économiques des femmes. 25
3.2 Les facteurs obstétricaux. 26
3.3 Les facteurs organisationnels. 26
3.4 La césarienne de convenance. 28
3.5 Les indications de césariennes. 29
3.5.1 Dystocie du travail. 29
3.5.2 Suspicion d'asphyxie foetale perpartum. 31
3.6 Complications de la césarienne. 32
3.6.1 Conséquences maternelles de la césarienne. 32
3.6.2 Conséquences néonatales de la césarienne. 34

ETUDE. 35

1. Méthodologie. 35
1.1 Objectifs de l'étude. 35
1.2 Matériel et méthode. 35
1.3 Critères étudiés. 38
1.3.1 Le profil général de la population. 38
1.3.2 Les facteurs prénataux. 39
1.3.3 Les facteurs per-partum. 39
1.3.4 Issue de l'accouchement. 42
1.3.5 Etat du nouveau-né à la naissance 43

1.4 Stratégie d'analyse. 44
1.5 Analyse statistique. 44

2. Résultats. 45
2.1 Description de la population d'étude. 45
2.2 Résultats de l'analyse univariée. 47

Tableau I : Comparaison du morphotype maternel et données socio-démographiques en fonction de la voie d'accouchement. *(analyse descriptive et uni-variée).* 48

Tableau II : Comparaison de caractéristiques anténatales en fonction de la voie d'accouchement *(analyse descriptive et uni-variée).* 49

Tableau III : Comparaison des données échographiques en fonction de la voie d'accouchement *(analyse descriptive et uni-variée).* 50

Tableau IV : Comparaison des caractéristiques du début de travail en fonction de la voie d'accouchement *(analyse descriptive et uni-variée).* 51

Tableau V : Comparaison des caractéristiques du BISHOP 52
en fonction de la voie d'accouchement *(analyse descriptive et uni-variée).* 52

Tableau VI : Comparaison des caractéristiques du travail en fonction de la voie d'accouchement *(analyse descriptive et uni-variée).1/4* 53

Tableau VII : Comparaison des caractéristiques du travail en fonction de la voie d'accouchement *(analyse descriptive et uni-variée). 2/4* 54

Tableau VIII : Comparaison des caractéristiques de la direction du travail en fonction de la voie d'accouchement *(analyse descriptive et uni-variée). 3/4* 55

Tableau IX : Comparaison des caractéristiques de la direction du travail en fonction de la voie d'accouchement. *(analyse descriptive et uni-variée).4/4* 56

Tableau X : Comparaison des éléments de surveillance du bien être fœtal en fonction de la voie d'accouchement. *(analyse descriptive et uni-variée).* 57

Tableau XI : Comparaison des caractéristiques de la naissance en fonction de la voie d'accouchement. *(analyse descriptive et uni-variée).* 58

Tableau XII : Données relatives à la césarienne *(analyse descriptive).* 59

Tableau XIII : Comparaison des caractéristiques néonatales en fonction de la voie d'accouchement *(analyse descriptive et uni-variée).* 60

DISCUSSION. 61

1. Discussion de la méthode. 61
1.1 Réalisation du travail de recherche. 61
1.2 La sélection des dossiers 61

2. Discussion des résultats. 62
2.1 Profil maternel. 63
2.2 Facteurs pré-partum. 65
2.3 La prise en charge du travail. 67

3. Quelles pratiques professionnelles adopter ? 73
3.1 L'objectif est–il de diminuer les directions du travail? 73
3.2 L'objectif est–il d'essayer de diminuer les césariennes pour dystocie? 75

CONCLUSION. 78
REFERENCES BIBLIOGRAPHIQUES. 80
ANNEXES. 98

INTRODUCTION.

Au cours des deux dernières décennies, le taux de césariennes a considérablement augmenté, en France. Ceci est dû à la volonté d'améliorer la sécurité de la mère et du nouveau-né. Cet accroissement concerne les césariennes programmées, et aussi les césariennes pendant le travail.

Néanmoins, l'augmentation récente du taux de césariennes pendant le travail est surprenante, car la réalisation d'une césarienne avant travail aurait dû garantir de meilleures chances d'accouchement par voie basse. Les patientes à bas risque représentent une proportion importante des femmes enceintes, et leur participation à l'augmentation du taux de césariennes de la population totale n'est pas négligeable.

Les césariennes en cours de travail sont pratiquées pour des raisons liées au déroulement du travail, souvent imprévisibles avant le travail. L'introduction de nouveaux moyens de surveillance foetale perpartum, justifiée par la volonté d'identifier plus précisément les foetus à risque d'asphyxie, aurait dû également permettre de diminuer le taux de césariennes pendant le travail.

De plus, la relation établie entre l'augmentation du taux de césarienne et la chute de la mortalité périnatale est de plus en plus discutée, alors que les complications et le coût liés à l'intervention augmentent.

C'est pourquoi nous nous sommes demandé quels pouvaient être les facteurs déterminants aboutissant à la réalisation d'une césarienne. Car identifiés, ils permettraient d'apprécier si l'évolution actuelle du taux de césariennes est justifiée et inévitable, ou bien si elle peut être contrôlée par une politique plus rigoureuse de gestion du travail.

Pour cela, nous nous sommes tout d'abord intéressés aux données de la littérature concernant la gestion du travail des patientes primipares à bas risque, puis nous avons relevé les facteurs pouvant influencer le taux de césariennes chez ces femmes.

Dans un second temps nous avons réalisé une étude rétrospective et comparative sur 378 dossiers de femmes ayant accouché à la Clinique Gynécologique et Obstétricale du CHU de Rouen, afin de dégager les profils des patientes et les principales modalités de prise en charge des parturientes. L'objectif de notre étude est de faire ressortir les facteurs prédictifs d'un accouchement voie haute ou voie basse.

PARTIE THEORIQUE.

1. Gestion du travail chez la primipare à bas risque.

1.1 Le bas risque obstétrical.

La définition d'une grossesse à bas risque n'est pas consensuelle dans la littérature, mais elle concerne généralement les femmes dont la grossesse n'est pas marquée par des pathologies ou événements d'ordre médical ou obstétrical, et qui ne présentent pas en fin de grossesse des critères défavorables pour un accouchement à terme par voie vaginale. (120)

La définition d'AUDIPOG définit le bas risque aux deux moments de la grossesse. En début de grossesse, il regroupe toute femme âgée de plus de 18 ans et de moins de 35 ans, ayant une grossesse mono fœtale sans antécédent médical ni gynécologique nécessitant une surveillance particulière de la grossesse. Le bas risque en fin de grossesse est défini lorsque celle-ci n'a pas été marquée par une pathologie (menace d'accouchement prématuré, hypertension artérielle, diabète gestationnel ou antérieur à la grossesse, anomalie du liquide amniotique ou de la croissance intra-utérine), et si le fœtus n'est pas en présentation du siège ou transverse à l'accouchement (27,132).

1.2 Physiologie du travail. (4,7)

Le travail recouvre la période qui va du début de la dilatation jusqu'à la sortie du fœtus mettant en jeu divers phénomènes dynamiques et mécaniques. Le travail survient à terme au-delà de 37 semaines d'aménorrhée. Il est dit prématuré avant.

L'accouchement est l'ensemble des phénomènes qui ont pour conséquences la sortie du fœtus et de ses annexes hors des voies génitales maternelles. Il met en présence : un moteur (la contraction utérine (CU)), un obstacle (le col), un mobile (la présentation fœtale), un défilé osseux (le bassin). Le déroulement de l'accouchement comprend trois périodes :

- l'effacement et la dilatation du col utérin qui ne seront possibles que par la puissance d'une bonne contractilité utérine sur un col mûr et en présence d'un segment inférieur amplié,

- l'expulsion du fœtus qui n'est possible qu'après orientation et amoindrissement de la tête fœtale et des épaules permettant l'engagement, la descente, la rotation puis le dégagement du mobile fœtal,

- la délivrance permettant d'assurer la vacuité utérine.

L'accouchement est qualifié de spontané s'il débute de façon naturelle, sinon on parle de déclenchement. L'accouchement est naturel s'il se déroule selon sa propre physiologie, sans aucune thérapeutique. Il est eutocique si son déroulement est optimal jusqu'à la naissance ; il est dystocique en cas d'anomalies.

1.3 Les recommandations de la prise en charge du travail.

1.3.1 Le partogramme.

Dès lors qu'une patiente est en travail, la sage-femme doit établir un partogramme. L'Organisation Mondiale de la Santé donne du partogramme la définition suivante : "enregistrement graphique des progrès du travail et des principales données sur l'état de la mère et du fœtus"(112). Cet élément est médico-légal, support principal d'expertise du dossier obstétrical en responsabilité médicale. Les experts juridiques considèrent le partogramme comme « un des moyens de protection et de démonstration, a posteriori, d'un art obstétrical irréprochable »(116).

Il s'agit d'un véritable outil d'aide à la décision et à la communication pour les professionnels qui schématise la progression du travail, en rapportant les éléments de surveillance maternelle et fœtale pendant le travail. C'est aussi un support de référence pour l'enseignement, la recherche clinique et l'évaluation des pratiques. Le partogramme permet de vérifier la normalité du travail et de dépister de façon précoce toute anomalie. Le partogramme est un outil de conduite du travail, qui améliore la qualité de la prise en charge maternelle et fœtale.

L'introduction du partogramme dans les pays du tiers-monde a été efficace dans la prévention de la prolongation excessive du travail et dans la réduction du nombre d'interventions intempestives (128).

Le début du remplissage du partogramme implique que le diagnostic même du travail soit établi. Ce diagnostic est difficile, mais primordial car il conditionne les prises de décisions médicales ultérieures. La présentation visuelle des informations cliniques facilite l'analyse de la progression du travail, à tout moment et par tous les membres de l'équipe.

La majorité des auteurs s'accorde pour ne pas inclure la phase de latence sur le partogramme, car cela entraînerait des interventions intempestives des professionnels. L'OMS recommande de commencer le partogramme à partir de 3 cm de dilatation ou au début de l'analgésie péridurale (131).

1.3.2 Modalités habituelles de surveillance du travail.

- **L'enregistrement du rythme cardiaque fœtale (RCF).**

L'analyse du tracé du RCF est systématique, régulière et notée sur le partogramme toutes les 15 à 30 minutes selon l'existence ou non de facteurs de risques. Il s'agit d'un élément majeur du pronostic du bien être fœtal.

Quatre critères de base sont utilisés pour l'analyse du RCF : le rythme de base, la variabilité, les accélérations, les ralentissements. La classification des RCF actuellement utilisée est la classification de FIGO (annexe I).

Cependant il faut tenir compte de la subjectivité, de l'interprétation et du grand nombre de faux positifs. Selon Van den Berg, 71 à 91% des nouveau-nés extraits par césarienne pour anomalies du RCF ne présentent pas de signes d'hypoxie (24).

S'il n'est pas question de remettre en cause la justification de la surveillance du RCF, ses modalités sont régulièrement discutées (130).

La surveillance continue diminue le risque de convulsions néonatales au prix d'une probable augmentation modérée des naissances instrumentées sans influence démontrée sur le pronostic néonatal à long terme (134). Il n'y a pas d'impact des modes de surveillance (continue ou discontinue) sur la mortalité périnatale (20). Mais il existerait un bénéfice néonatal à l'enregistrement continu associé à un accroissement des césariennes pour anomalies du rythme cardiaque fœtal sans augmentation de celles-ci. La surveillance fœtale continue a une meilleure sensibilité que la surveillance discontinue dans la détection des acidoses néonatales. Il existe de nombreux arguments pour préconiser la surveillance du rythme cardiaque fœtal en continu ; cependant la surveillance discontinue peut être réalisée dans des conditions strictes d'application. La télémétrie a été peu évaluée dans la surveillance du travail mais des expériences sont en cours.

Les centrales de surveillance améliorent l'organisation de la surveillance fœtale. Elles n'améliorent pas la prise en charge materno-foetale et ne diminuent pas la morbidité néonatale et pourraient même augmenter les taux de césariennes et d'extractions instrumentales.

L'analyse informatisée du RCF par le système Oxford pendant le travail n'a pas fait l'objet d'étude comparative permettant de l'évaluer correctement.

- **La tocomètrie.**

La mise en place d'un capteur de pression posé sur la paroi abdominale maternelle permet d'enregistrer l'activité utérine. Par définitions, les CU du travail sont douloureuses, involontaires, intermittentes et rythmées, progressives dans leurs durées et leurs intensités. L'activité utérine est enregistrée simultanément au RCF et différents paramètres sont à prendre en compte.

On estime la fréquence des CU (entre 2 et 5 CU/10 min), l'intensité (40 à 50 mmHg), la durée (17 à 45 secondes) et le retour à un tonus de base (compris entre 5 et 13 mm de Hg). Cette technique non invasive ne renseigne pas sur l'intensité de la CU ni sur le tonus de base.

Généralement et en dehors de situations particulières, la tocomètrie externe est suffisante pour apprécier la dynamique utérine. Toutefois il peut être nécessaire de disposer d'une tocomètrie interne dans des situations de dystocie dynamique du travail. Cette voie interne à l'avantage de retranscrire de façon graphique l'intensité réelle des CU en mm Hg, permettant une analyse meilleure des anomalies de la contractilité et de guider l'attitude thérapeutique.

1.3.3 Techniques de surveillance de deuxième ligne.

Malgré des tentatives d'analyses précises, il apparaît que l'interprétation isolée du RCF est incapable de prédire avec certitude un risque d'acidose métabolique. Le diagnostic de certitude ne se fait qu'à la naissance avec l'analyse des gaz du sang prélevés sur une des artères du cordon.

L'enregistrement du rythme cardiaque fœtal reste la méthode de surveillance de choix pendant le travail, et permet d'affirmer le bien être fœtal si le tracé reste normal, sa valeur prédictive négative est excellente. En revanche, lorsque le RCF est anormal, puisque incomplètement parfait, nous ne pouvons pas conclure quant au bien être fœtal. Il est alors utile d'avoir recours à des techniques de surveillance du bien être fœtal dite de « deuxième ligne », néanmoins leur utilisation n'a pas eu pour l'instant un effet mesurable sur le taux global de césariennes en cours de travail, qui continue malgré tout à augmenter.

La mise en place d'un élément de deuxième ligne doit nécessairement être réalisée après en avoir informée la patiente.

- **Mesure du pH.**

La mesure du pH permet d'apprécier les variations de la concentration extracellulaire en ions hydrogène et d'apprécier les mécanismes mis en jeu lors du métabolisme cellulaire. L'échelle logarithmique permet par la mesure du pH d'avoir le reflet des ions H+. C'est alors que l'on parle de pH normal pour des valeurs supérieures à 7,25, de pré-acidose entre 7,20 et 7,25 puis d'acidose en dessous de 7,20. Cette mesure au scalp permet de limiter l'augmentation des interventions liées à l'utilisation du RCF continu (134). Bien que les données démontrant un bénéfice néonatal soient insuffisantes, le pH au scalp reste la méthode de deuxième ligne de référence car il mesure directement un critère définissant l'hypoxie per-partum.

Pour Bowen, la mesure du pH améliore la sensibilité du diagnostic d'hypoxie fœtale d'environ 30% mais sans augmenter la spécificité (49). L'utilisation du pH au scalp a montré que l'acidose est réellement présente seulement chez 11% des fœtus ayant un rythme cardiaque suspect et chez un tiers de ceux avec un rythme franchement pathologique (98).

L'expérience de Staling affirme que la mesure du pH couplée à la surveillance continue du RCF, diminue le taux de césariennes puisque cela permet de retarder la décision. Il juge que 75% des césariennes réalisées en urgence sont injustifiées lorsque l'on tient compte à posteriori du score d'Apgar et du pH cordonal (47). La méta analyse de Grant en 1991 montre que l'utilisation du pH au scalp pendant le travail entraîne une diminution de 50% du taux de césariennes (2). Dans la seule étude randomisée réalisée jusqu'à présent, l'utilisation du pH au scalp est liée à la diminution du taux de césariennes pour suspicion d'asphyxie fœtale de 7 à 3% (57).

Les inconvénients du pH au scalp tiennent à la relative complexité de la technique, au caractère discontinu et invasif de la méthode et aux quelques contre-indications à son utilisation.

- **Lactates.** (7,134)

En cas de métabolisme anaérobie, le glucose est dégradé en pyruvates et converti en lactates et ions H+. La mesure des lactates par prélèvement au niveau du scalp fœtal semble avoir une valeur diagnostique comparable à celle du pH au scalp. Des valeurs supérieures à 4,8 mmol/L évoquent le diagnostic d'acidose fœtale. Néanmoins, il n'existe pas d'étude permettant de montrer une réduction des interventions obstétricales pour suspicion d'asphyxie fœtale perpartum ni d'amélioration de l'état néonatal grâce à cette méthode.

- **Oxymétrie de pouls fœtal.** (10)

La saturation en oxygène du sang fœtal est physiologiquement plus basse (75% en moyenne) que la saturation maternelle (98% en moyenne). La technologie de l'oxymétrie de pouls fœtal est basée sur deux principes : la différence de propriété d'absorption de l'oxyhémoglobine et le fait que le flux artériel soit pulsatile. L'appareillage comporte un capteur placé en regard de la tempe fœtale et permet une surveillance continue. Il est classiquement retrouvé que pour :
- une SpO2 > 40%, le fœtus n'a a priori pas d'hypoxie, il n'y a pas d'indication d'extraction,
- une SpO2 < 30% pendant plus de 10 minutes, doit entraîner une naissance rapide,
- si les valeurs oscillent entre 30 et 40%, il est alors difficile de pouvoir utiliser cet outil comme critère de décision.

Globalement la valeur diagnostique de la mesure de la saturation en oxygène du sang fœtal sur l'hypoxie per-partum est comparable à celle du pH. Effectivement Mc Namara et coll. ont mis en évidence une corrélation significative entre la SpO2 et le pH cordonal artériel et veineux (74). Carbone montrent que la VPN est de 100% lorsque la SpO2 est de 40% alors que la VPP n'est que de 25% (24). Kuhnert en 1998 retrouve une sensibilité de 81% pour une acidose (pH >= 7,20) quand la saturation est inférieure à 30% pendant plus de 10 min, la spécificité étant de 100% (65).

Par rapport à l'utilisation du RCF seul, il n'a pas été démontré de bénéfices à l'utilisation de l'oxymétrie pour diminuer le taux de césariennes ou le taux d'acidose métabolique. Les différentes études randomisées rapportent des résultats discordants. Kuhnert, met en évidence une réduction significative du taux global de césariennes en cours de travail lorsque la surveillance par oxymétrie de pouls fœtal était mise en place (65). Garite spécifie une réduction significative du taux de césariennes pour suspicion d'asphyxie fœtale, lorsque cet outil de deuxième ligne est utilisé (46). Par contre East retrouve une augmentation compensatrice du taux de césariennes pour dystocie, cela ne permettant pas alors la possibilité d'affirmer que l'oxymétrie de pouls fœtal serait associée à une diminution du taux de césariennes (32).

- **Electrocardiogramme fœtal.**

La mise en place d'une électrode minospirale au niveau du scalp de l'enfant permet d'enregistrer son électrocardiogramme de façon informatisée, permettant alors d'obtenir un enregistrement avec les mêmes composantes que celui de l'adulte. Ce principe est connu depuis les années 1970 avec l'étude de Rosen (96). Deux éléments sont alors étudiés pour mesurer le degré d'hypoxie myocardique : l'élévation de l'onde T et la présence en nombre significatif d'altérations du segment ST sous la forme d'ondes bi-phasiques. Ce phénomène survient sur un cerveau intègre plusieurs heures avant le décès fœtal. Il s'agit d'un mécanisme physiologique d'adaptation du myocarde en cas de glycogénolyse myocardique.

Les résultats des études publiées se révèlent contradictoires quant au taux d'accouchements opératoires et les effets sur l'amélioration de l'état néonatal restent controversés. Une seule étude a montré une diminution du taux de césariennes pour suspicion d'asphyxie de 2,5 à 1,2%, ainsi qu'une diminution du taux d'extractions instrumentales (109). Amer et Westage ont montré une diminution significative du taux d'acidose néonatale avec pH inférieur à 7,05 (13,109), tandis que les deux autres études rapportaient des tendances vers l'augmentation du risque d'acidose néonatale (83,106). Cependant il s'avère que son utilisation permet de réduire la fréquence des pH au scalp fœtal. Associée à une analyse du RCF, l'analyse des modifications du segment ST offre une bonne sensibilité concernant le dépistage de l'anoxie ischémie (96).

La surveillance perpartum du fœtus est réalisée aujourd'hui principalement par l'enregistrement du rythme cardiaque fœtal. L'association de la mesure du pH au scalp permet une réduction du taux de césariennes pour suspicion d'asphyxie fœtale. Concernant les autres moyens de surveillance de deuxième ligne, à ce jour les résultats de différentes études ne sont pas suffisamment concluants.

1.3.4 La direction du travail.

L'accouchement dirigé a remplacé l'ancienne attitude d'expectative. Non pour modifier le mécanisme physiologique de l'accouchement mais au contraire pour éliminer certains éléments pathologiques fréquents et maintenir l'accouchement dans son cadre évolutif normal. Cette direction doit nécessairement : ne pas nuire au fœtus, ne pas nuire à la mère et ne pas entraver la physiologie de l'accouchement (7).

Pratiquée à bon escient, elle permet d'avoir toujours un « coup d'avance » pour maintenir l'eutocie du déroulement du travail. L'eutocie étant définie comme la régularité dans la progression de tous les phénomènes. Toute anomalie constatée légitime une action corrective (4).

La puissance des différentes études publiées à ce jour est le plus souvent insuffisante pour démontrer une action potentiellement délétère de certaines conduites obstétricales dites « interventionnistes » ou pour démontrer une action bénéfique de certaines mesures correctives sur le pronostic néonatal (38,42). La direction du travail comporte deux principaux types d'intervention : la rupture artificielle des membranes et la perfusion d'ocytocine, associés ou non à la réalisation d'une analgésie péridurale.

- **L'amniotomie (RAPDE).**

Il s'agit de rompre artificiellement la poche des eaux à l'aide d'un mandrin, cet acte est réalisé au moment d'une contraction utérine afin d'en faciliter la technique et de limiter les risques. L'objectif est d'accentuer la dynamique utérine par la libération de prostaglandines endogènes produites par l'amnios. Elles vont agir sur le col et le segment inférieur en ayant une action ocytocique. Il s'agit d'un acte médical qui ne peut être pratiqué qu'avec le consentement libre et éclairé de la patiente.

Comme l'a démontré Frazer, la RAPDE entraîne une diminution de la durée du travail de 90 à 120 minutes chez la primipare (36). De nombreuses études randomisées et méta-analyses montrent qu'il n'y a pas d'indications à rompre précocement les membranes (23). En effet elle induit plus fréquemment des anomalies du RCF à types de ralentissements variables et tardifs sans pour autant réduire le taux de césariennes. De plus, la méta-analyse de Cochrane, révèle également une diminution des scores d'Apgar inférieurs à 7 à 5 minutes (36).

Bien que l'étude de Frazer précise que la diminution de la durée de travail n'est effective que si la RAPDE à lieu au-delà de 3 cm de dilatation (39), les recommandations actuelles du Conseil National des Gynécologues Obstétriciens Français (CNGOF) sont de ne pas rompre la poche des eaux précocement pendant le travail (134). Cependant, réalisée en phase active, l'amniotomie est associée à une diminution du taux de césariennes pour dystocie mais ne semble pas réduire le taux total de césariennes.

L'écoulement de liquide et notamment l'évaluation de sa couleur est un élément de surveillance du bien être fœtal, il permet parfois de constituer un argument supplémentaire de décision dans les situations où l'évaluation du bien être fœtal est difficile.

- **Les ocytociques.**

Le syntocinon® est l'hormone commercialisée la plus couramment utilisée. Il s'agit d'un analogue de l'hormone naturelle produite par l'hypophyse. Elle a un effet utérotonique dont l'intensité est variable d'une parturiente à l'autre pouvant provoquer des anomalies de la contractilité utérine pouvant être à l'origine d'anomalies du RCF.

Il est retrouvé différentes indications au cours du travail : pour corriger une stagnation de la dilatation, pour favoriser la flexion ou contraindre la rotation d'une présentation postérieure mais aussi en cas d'absence d'engagement à dilatation complète ou lors de défaut de progression du mobile fœtal dans l'excavation pelvienne (70,78).

En cas d'indication d'un travail dirigé, le CNGOF recommande d'utiliser de faibles doses d'ocytociques en respectant des délais d'augmentation de 30 minutes afin d'éviter la survenue d'une hyperactivité utérine et de troubles du RCF responsables parfois d'acidose métabolique. Il a été montré que l'administration de fortes doses d'ocytocines, raccourcit la durée globale du travail mais ne réduit pas le taux de césariennes (134).

En cas d'hyperactivité utérine, il convient de réduire les débits d'ocytocine ou d'arrêter la perfusion en cas d'anomalies du RCF.

Son utilisation n'est pas recommandée en systématique lors d'un travail eutocique, exceptée lors de la réalisation de la délivrance dirigée réalisée dans le cadre de la prévention des hémorragies du post partum par atonie utérine (43).

- **L'analgésie péridurale (APD).**

La charte du patient hospitalisé rappelle que «Les établissements de santé garantissent la qualité de l'accueil, des traitements et des soins. Ils sont attentifs au soulagement de la douleur » (136). En ce sens, l'analgésie est fréquemment utilisée lors du travail obstétrical. Il s'agit d'une technique bien maîtrisée consistant à déposer au niveau de l'espace péridural un mélange d'un anesthésique local et d'un morphinique. Le bénéfice sur la douleur des contractions utérines et des efforts expulsifs est incontestable. Mais il semblerait que l'APD ait aussi un impact direct sur le travail.

Cependant la littérature est contradictoire sur ce sujet. Certains auteurs ont montré une diminution de la durée du travail, aucune modification (88), voire une augmentation de cette durée (92,114). La méta-analyse de Cochrane en 2000 affirme qu'en comparaison avec l'utilisation des narcotiques, l'APD prolonge la première phase du travail de 4,3 heures et que la deuxième phase de travail est prolongée de 1,4 heure (12).

D'après Marpeau, l'APD a peu d'impact sur la dynamique utérine et avec une tendance à l'hypertonie (77). L'APD peut être mise en place à n'importe quelle dilatation cervicale (hormis accouchement imminent), dès que le diagnostic de début de travail est posé. Le canadien Klein, conclue que l'APD administrée en phase de latence augmente du plus du double la probabilité d'une césarienne. Par contre si elle est posée en phase active du travail, elle n'augmente pas le taux de césariennes (64).

En l'absence d'hypotension maternelle, les techniques d'analgésie loco-régionale ont montré peu d'effets délétères sur le fœtus et le nouveau-né. Toutefois, l'APD peut entraîner des anomalies du RCF, parfois signes d'une hypoxie fœtale, en rapport avec le bloc sympathique. Bravard a étudié en 2006, l'impact de l'APD sur les RCF, il en ressort que pour la moitié des patientes le fœtus présente des troubles du RCF, cependant le mécanisme à l'origine de ces troubles du RCF reste incertain (115).

- **<u>Sondage évacuateur urinaire.</u>**

Cet acte aseptique de vidange vésicale est fréquemment réalisé du fait du nombre de patientes bénéficiant de l'APD. Effectivement cette dernière a pour inconvénient de bloquer la sensation de besoin mictionnel. La patiente ne percevant pas ce besoin, l'évaluation du remplissage vésical est clinique. La réalisation de sondage permet alors de vider la vessie régulièrement et de faciliter la descente du mobile fœtal en libérant du volume au niveau de la paroi antérieur de l'utérus.

- **Position maternelle pendant le travail.** (118)

Majoritairement retrouvée et adoptée en France, le décubitus dorsal est la position la plus fréquemment retrouvée du fait du nombre de patientes bénéficiant de l'APD pouvant entraîner un bloc moteur limitant à la patiente les changements de position. Cette posture facilite également les manœuvres obstétricales. Cependant il est remis en cause notamment pour les malaises qu'elle entraîne aux patientes du fait du syndrome aortico-cave, causant aussi des anomalies du RCF du fait de la diminution de la perfusion utéro-placentaire. L'administration systématique d'oxygène chez la mère est susceptible d'altérer défavorablement l'équilibre acido-basique du nouveau-né et son bénéfice néonatal en cas d'anomalies du RCF n'a pas été réellement évalué (107).

Carbone en 1996 montre une meilleure saturation fœtale en oxygène en décubitus latéral gauche versus décubitus dorsal. Cette position permet de libérer l'axe aortico-cave (25).

Les changements de positions maternelles ont aussi un intérêt pour faire tourner une variété postérieure ou favoriser l'engagement et le dégagement de la présentation fœtale.

Alors que pour certains auteurs, la déambulation ne semble pas avoir d'impact sur la durée du travail (26). Paufichet retrouve une réduction importante de la durée du travail. De plus, elle semble diminuer considérablement les besoins d'ocytocine nécessaires pour obtenir une dynamique utérine satisfaisante (122). Toutefois, tous s'accordent sur le fait que la mobilisation offre un certain confort aux patientes.

- **L'acupuncture.**

Ces dernières années, l'acupuncture s'est développée dans le secteur de l'obstétrique moderne. Cette médecine douce réclamée par les patientes est utilisée en salle de naissance pour diverses indications. Les objectifs sont de soulager la douleur, de favoriser la sollicitation du mobile fœtal sur le col utérin, de favoriser la dilatation cervicale, mais aussi de corriger la dynamique utérine, d'assouplir le périnée et de limiter la fatigue maternelle.

Bien qu'il soit difficile d'étudier l'efficacité de ces techniques, la méta-analyse de Hyangsook Lee semble montrer une diminution de la durée du travail ainsi qu'une moindre utilisation des ocytociques (61). L'étude de Hantoushzaeh réalisée sur des effectifs réduits montre quant à elle une diminution du recours à l'APD (55).

- **L'apport d'une boisson sucrée en cours de travail . (127)**

La question du jeun pendant le travail est difficile à étudier car très peu de travaux scientifiques ont été réalisés sur ce sujet. Les besoins en glucose au cours du travail sont de l'ordre de 2,55 mg/kg/min (31).

Mais l'existence de nombreux décès, par inhalation de liquide gastrique acide au début du XX° siècle entraîne la publication en 1946 d'un article de Mendelson. Dans celui-ci, il recommande de rester à jeun pendant le travail, et de ne fournir des apports énergétiques uniquement par voie intraveineuse constituant les fondements des protocoles de surveillance des parturientes. Dans les pays anglo-saxons ces recommandations ne sont pas respectées.

Les défenseurs de l'alimentation fondent leurs argumentaires sur la forte demande de la part des parturientes, l'optimisation du confort de vie, et l'absence de preuves scientifiques montrant le bénéfice du jeûne. Les défenseurs du jeûne demandent des preuves formelles que l'alimentation durant le travail ne présente aucun danger.

S'il n'existe aucun apport glucosé et si l'ensemble du glucose a été consommé, la parturiente utilise ses acides gras avec le risque d'entraîner une cétose du jeûne. Sur ce point les études sont unanimes et confirment qu'un apport glucosé prévient la cétose du jeûne.

Srutton ne montre pas de différence significative sur la durée du travail, ni sur le mode d'accouchement selon que la patiente ait reçu ou non des apports caloriques. Cependant Scheppers a établi une relation entre le manque d'apports caloriques et une augmentation des extractions instrumentales dues à une stagnation de la progression du mobile fœtal dans la filière génitale. Inversement l'étude de Zavras retrouve des durées de travail plus longues, plus de césariennes et d'extractions instrumentales dans le groupe autorisé à boire (127).

2. La césarienne chez la primipare à bas risque.

2.1 Epidémiologie.

En 2008, le taux de natalité en France est de 13,0 pour 1000 femmes. Et l'indicateur conjoncturel de fécondité et de 201,8 pour une génération fictive de 100 femmes, sachant qu'il est de 150 en moyenne sur l'Europe (141).

Le taux de césariennes au cours de ces 20 dernières années n'a cessé d'augmenter dans la plupart des pays industrialisés. Ce phénomène auquel la France n'échappe pas, est imputable à une évolution des pratiques obstétricales et il est devenu aujourd'hui, du fait de son ampleur, un véritable enjeu de santé publique.

La césarienne a vu sa fréquence augmenter passant de 6% en 1972 à 14,3% en 1998 (132). En 2007, il est de 20,1% représentant près de 150 000 naissances sur 750 000, ce qui n'est pas négligeable (142). Cela revient à dire qu'une naissance sur 5 se fait par césarienne.

2.2. Le coût.

Il est clairement établi que, quel que soit le pays étudié, le coût d'une césarienne est toujours plus élevé que celui d'un accouchement par voie basse. En France, le PMSI regroupe les activités liées à l'accouchement, il distingue quatre groupe homogène de malades (GHM) pour y attribuer un équivalent monétaire (9):

GMH 540 : accouchement voie basse sans complication   1933 euros
GMH 539 : accouchement voie basse avec complications   2225 euros
GMH 531 : césarienne sans complication   2913 euros
GMH 530 : césarienne avec complications   4165 euros

Il ressort une sur valorisation importante des césariennes de 90% lorsqu'elles s'accompagnent de complications.

2.3 La répartition des césariennes.

2.3.1 Etablissement public/privé.

En 2007, le taux de césariennes moyen, tous établissements confondus, sur le territoire français est de 20,1%. Mais la fréquence des césariennes est très différente d'un établissement à l'autre, avec des variations allant en 2007 de 3% à 43,3% des accouchements. (35,142)

En 2007, les établissements privés ont un taux de césariennes de 21,5% contre 19,6% pour les établissements publics (142). Les établissements privés sous Objectif national Quantifié pratiquent proportionnellement un peu plus de césariennes que les établissements privés sous Dotation Globale, qui en réalisent eux même davantage que les établissements publics. Les revalorisations tarifaires des maternités privées ont étés subordonnées au maintien d'un taux de césariennes inférieur à 18% (16).

La Charte du patient hospitalisé rappelle que le service hospitalier public reste accessible à tous mais que chaque patiente « est libre de choisir l'établissement de santé qui la prendra en charge » (136).

2.3.2 Niveau de maternité. (142)

La variabilité entre établissement doit toutefois être analysée au regard du niveau des maternités. Du fait de l'orientation des femmes vers la maternité disposant de l'environnement obstétrical et pédiatrique le plus adapté au risque de cette femme et de son fœtus, cela aboutit à une répartition inégale des risques de césariennes selon le niveau d'équipement des maternités. En 2007 on retrouve un taux de 17,7% de césariennes pour les maternités publics de niveau 1, 18,5% pour les maternités de niveau 2, et 20,5% pour les maternités de niveau 3. Toutefois se sont les maternités de niveaux 2 et non les maternités de niveau 1, qui enregistrent globalement (public, parapublic, privé) un taux de césariennes plus faible. Ceci est dû à l'importance relative des maternités privées de niveau 1 en comparaison avec les maternités privées de niveau 2. En réalité, c'est la sélection des femmes en fonction de leurs caractéristiques qui explique les différences de taux de césariennes entre les niveaux de maternités. On peut donc dire que le niveau de maternité n'influe pas significativement en lui-même sur la probabilité d'avoir une césarienne.

Si l'on considère une situation de référence d'une femme à bas risque qui accouche dans une maternité sous Dotation Globale, où elle n'a pas été transférée, sa probabilité d'accoucher par césarienne est estimée en 2001 à 7% (16).

2.3.3 Césarienne Programmée/Urgence. (16)

En 2001, en France, nous dénombrons chez les femmes à bas risques césarisées : 42,5% de césariennes programmées versus 57,5% de césariennes en urgence. Le constat auprès de 138 maternités, montre que plus le niveau d'une maternité est élevé, plus la part des césariennes en urgence est importante. (OR = 1,8 [1,1-2,8] pour les niveaux 2b et OR = 1,5 [1,0-2,4] pour les niveaux 3) (68). La part des césariennes programmées est plus importante dans les maternités du secteur sous Objectif National Quantifié que dans celui sous dotation Globale et ceux-ci quelque soit le niveau des maternités. Lorsqu'une femme sans facteurs de risque est malgré tout césarisée cela se fait généralement dans un contexte d'urgence et non dans le cadre d'une césarienne programmée.

3. Les facteurs influençant l'augmentation du taux de césariennes.

Divers facteurs expliquent l'augmentation du taux de césarienne observé ces 20 dernières années en France.

3.1 Facteurs maternels.

3.1.1 La parité.

Les nullipares présentent une légère majoration du risque de césarienne en cours de travail par rapport aux femmes dont la parité est de 1 à 3. La parité a donc une influence même lorsqu'il s'agit de grossesses à bas risque.(124)

3.1.2 L'age maternel.

Entre 1998 et 2001, on note un âge moyen et médian des femmes qui accouchent de 29 ans. Cependant la répartition des femmes a changé. La part des femmes de plus de 30 ans qui accouchent augmente et celles des moins de 20 ans également, au détriment de la tranche des 25-29 ans qui décroît de 2,5 points sur la période. En 2008, l'âge moyen du premier enfant est à 29,9 ans. (141)

Les femmes césarisées sont globalement un peu plus âgées que celles qui ont accouché par voie basse (30 ans contre 29 ans en 2001). Et le taux de césariennes croit directement avec l'âge : 12,3% pour les jeunes femmes de moins de 20 ans, à 27,6% pour les femmes de plus de quarante ans. (16,34)

3.1.3 Obésité maternelle. (137)

La prévalence de l'obésité en France a augmenté de 70% en 12 ans et touche bien évidemment les femmes enceintes, augmentant considérablement le risque obstétrical. Devant la fréquence croissante de l'obésité et du surpoids dans nos populations de femmes enceintes, l'Académie de médecine s'alarme quant au pronostic des grossesses. Le fait d'avoir un Indice de Masse Corporel supérieur à 30 multiplie par six voir huit le risque de développer une HTA gravidique et par sept à vingt celui de développer un diabète gestationnel. L'obésité diminue aussi la fertilité de façon considérable et un certain nombre d'entre elles doivent avoir recours aux techniques d'AMP qui, elles aussi, ne sont pas sans conséquence sur le pronostic obstétrical.

3.1.4 Assistance médicale à la procréation. (137)

Près d'un couple sur six rencontre des difficultés pour avoir des enfants et certains auront recours aux techniques d'assistance médicale à la procréation. Ces difficultés à concevoir sont en lien avec le recul de l'âge maternel au premier enfant constaté depuis plusieurs années. Effectivement la fécondité décroît à 32 ans et s'effondre à 40 ans : à 30 ans 95% des femmes qui souhaitent avoir un enfant parviennent à être enceintes dans l'année, elles ne sont plus que de 35% à 40 ans.

Les techniques utilisées sont pourvoyeuses de grossesses multiples. Le taux observé en PMA est aux alentours de 25% versus 1,5% dans la population générale. Elles sont associées à une co-morbidité (pré-éclempsie, cholestase gravidique, diabète gestationnel,...) qui majore le risque de césarienne pour sauvetage maternel et/ou fœtal en plus du risque inhérent de césarienne à la gémellité qui est de l'ordre de 50% pour les jumeaux.

3.1.5 Les critères économiques des femmes. (9)

Les publications sont contradictoires sur le lien entre le niveau socio-économique et le risque d'avoir une césarienne. Les patientes françaises dont le niveau socio-économique est bas bénéficient de la Couverture Maladie Universelle.

La diminution du nombre d'enfants par patiente, l'augmentation de l'âge maternel et l'accroissement du nombre de grossesses par procréation médicalement assistée sont des facteurs récurrents retrouvés dans la littérature qui interviennent de façon accessoire (67). L'analyse de la littérature montre que le taux de césariennes est influencé par des facteurs obstétricaux, mais aussi par des facteurs organisationnels liés aux conditions de fonctionnement et au statut des maternités.

3.2 Les facteurs obstétricaux.

L'évolution des pratiques médicales est une explication vraisemblable de la tendance à l'augmentation du taux de césariennes.

Les pratiques vis-à-vis de l'accouchement par le siège se sont modifiées, tendant à écarter la voie basse au profit de la césarienne programmée malgré la position du CNGOF qui prône la voie basse.

L'utérus cicatriciel reste une des principales causes de césariennes itératives en France. Dans l'étude de 2002 sur le Réseau Sentinelle AUDIPOG, il ressort que le taux de césariennes prophylactiques sur utérus cicatriciel est passé de 38% en 2000 à 44% en 2001 (76). On considérait en 2003 que la pratique d'une césarienne expose à un risque ultérieur de césarienne itérative de 50% (29).

La dystocie est la plus fréquente de toutes les indications de césariennes au cours du travail. Elle concerne principalement les primipares, elle est l'étiologie retrouvée dans 16% à 38% de toutes les césariennes (75).

3.3 Les facteurs organisationnels.

Dans l'étude de Goyert, la pratique personnelle de l'obstétricien influence sur le taux de césariennes dans une structure donnée, à population de patientes homogène (50). Il s'agit du deuxième facteur à intervenir par ordre d'importance après la parité de la patiente. Des discordances entre les études sont retrouvées pour l'hypothèse d'un lien possible entre l'année d'obtention du diplôme de l'obstétricien et le taux de césariennes (103). Pour Poma, le jeune âge des médecins (<40 ans) est associé à des taux bas de césariennes (89). Le manque de formation des jeunes obstétriciens pour des gestes obstétricaux difficiles comme l'accouchement du siège, la version grande extraction du deuxième jumeau est pour certains auteurs une explication à l'augmentation du taux de césarienne observé ces dernières années (67). Le jeune âge des médecins (<40 ans) est associé à des taux bas de césariennes.

Nous retrouvons également des variations inter-médecins au sein d'une même structure de soins, il existe des variations de pratiques professionnelles. Goyert relève un taux de césariennes variant de 9,6% à 31,8% selon les 11 obstétriciens sélectionnés pour l'étude (50). La même conclusion est retrouvée dans une étude réalisée au Canada par Menticoglou sur des patientes à bas risque (79).

Par ailleurs, certaines études mettent en évidence un fort taux de césariennes chez les médecins étrangers et une diminution du taux de césariennes chez les obstétriciennes versus obstétriciens, après prise en compte d'autres facteurs de risques dans une analyse de régression (104). Selon une étude américaine, le taux de césariennes serait moindre lorsque la parturiente est suivie par une sage-femme (82).

L'astreinte augmente de façon significative le taux de césarienne mais la présence sur place des obstétriciens et anesthésistes est un facteur abaissant ce taux (82). Effectivement, la fréquence plus importante des gardes sur place assurées par des anesthésistes réanimateurs dans les maternités de niveau 2, à même d'intervenir immédiatement en cas de besoin, pourrait expliquer un taux de césariennes plus faible que dans les maternités de niveau 1(16). De même, l'accompagnement des patientes tout au long du travail a fait l'objet d'une étude randomisée qui révèle une tendance à la diminution des césariennes en cas de présence d'une sage-femme auprès de la patiente tout au long du travail par rapport à la présence d'une sage-femme pour 2 à 3 femmes en travail (100).

Le taux de césarienne pourrait interférer avec l'heure du travail durant le nycthémère ou le jour de la semaine. Une étude anglaise montre que le risque d'avoir une césarienne est augmenté lorsque l'accouchement survient le vendredi et moins important si la naissance se fait sur le week-end ou entre minuit et 6h du matin (21). Frazer W. retrouve un excès de césarienne entre 18 heures et minuit, sans distinction selon le jour de la semaine (37). De même Hueston met en évidence une augmentation du taux de césarienne pour souffrance fœtale aiguë entre 21 heures et 3 heures du matin (60).

La localisation de la salle de césarienne par rapport aux salles de travail est aussi un facteur à considérer. Lorsque l'étage est différent cela majore de façon significative le taux de césariennes.

3.4 La césarienne de convenance.

Depuis quelques années, il s'est répandu l'idée, notamment dans les pays anglo-saxons, qu'une femme dispose de certains droits concernant les modalités de son accouchement.

 « *Les femmes en bonne santé doivent être autorisées à avoir leurs enfants par césarienne si elles le veulent, même si leur décision peut paraître stupide ou irrationnelle à leur médecin* », cette affirmation a été faite par deux médecins spécialistes anglais dans deux articles publiés dans le British Medical Journal (14,85). En France certains auteurs comme Raudrant à Lyon accèdent aux demandes de ces césariennes de convenance, après une information exhaustive et après obtention de la signature d'un formulaire de consentement éclairé.

Plusieurs arguments médicaux sont avancés par les défenseurs de cette nouvelle pratique : la prévention des troubles de la continence anale et urinaire, et de la mort fœtale in utero, ainsi que l'évolution favorable des techniques de la césarienne (52,59).

Les opposants d'une telle démarche argumentent en craignant le risque de voir l'obstétricien se résumer en un véritable prestataire de service, face à un consumérisme des patientes de plus en plus puissant.

3.5 Les indications de césariennes.

Chez la primipare, les principales indications de la césarienne en cours de travail (hors pathologies) sont les dystocies dynamiques, les anomalies graves du rythme cardiaque fœtal, et un non-engagement de la présentation à dilatation complète.

3.5.1 Dystocie du travail.

Le terme « dystocie » se définit comme étant : la progression anormalement lente du travail (4,7). Elle se manifeste par diverses anomalies dans le déroulement du travail : la dystocie de démarrage, la stagnation de la dilatation cervicale, le non-engagement de la présentation fœtale au niveau du détroit supérieur (4). Il s'agit de la plus fréquente de toutes les indications de césarienne au cours du travail. Elle représente en effet selon les études de 16 à 38% des césariennes et concerne principalement les primipares (75).

- **La dystocie de démarrage.**

La dystocie de démarrage correspond à des contractions présentes, douloureuses, souvent régulières sans pour autant entraîner de modification cervicale. Ce diagnostic est difficile puisqu'il n'est pas évident de déterminer avec exactitude le début de la phase de latence. Plusieurs théories ont été proposées concernant le moment auquel commence le travail, mais elles n'ont pas été affirmées. Pour Friedman, une dystocie de démarrage est diagnostiquée lorsque le délai entre le début du travail et la fin de la phase de latence excède 20 heures pour une primipare (41).

L'attitude thérapeutique est variable selon les équipes obstétricales : l'utilisation de béta-mimétiques par voie rectale de façon à avoir une action tocolytique. D'autres équipes tentent de soulager la douleur par l'administration d'antalgique. L'objectif de ces méthodes est d'établir un diagnostic différentiel entre le faux travail et un début de travail.

La hauteur de la présentation en début de travail semble être prédictive de dystocie. Si elle est haute en début de travail chez une primipare, le taux de césarienne est augmenté. (10)

- **L'arrêt ou la stagnation de la dilatation cervicale.**

Il s'agit d'une dystocie qui survient lors de la phase active du travail. La fréquence des arrêts de la dilatation varie avec la durée de l'expectative que les obstétriciens s'autorisent : la fréquence estimée est de 14% pour les arrêts de minimum 1 h, et de 5,5% pour ceux de 2 h et plus (18). L'arrêt de la dilatation cervicale durant la phase active du travail a été associé à l'âge élevé de la mère, à la nulliparité, à l'existence des antécédents maternels (morts périnatales, traitement d'infertilité), aux pathologies obstétricales (diabète, hypertension artérielle), à la rupture prématurée des membranes, à la macrosomie foetale, à une variété de présentation postérieure, et à la pratique d'une anesthésie péridurale. L'excès de prise en charge par l'équipe soignante a été également associé à une augmentation du taux de césariennes dans cette indication (124).

- **Non engagement à dilatation complète.**

L'absence d'engagement de la présentation foetale au niveau du détroit supérieur du bassin à la dilatation cervicale complète est responsable d'environ un quart des césariennes en cours de travail (11). Plusieurs facteurs de risque ont été identifiés : le rétrécissement ou les anomalies du bassin maternel, la petite taille de la mère, la macrosomie foetale, les présentations céphaliques postérieures ou défléchies (73). L'étiologie de cette dystocie est souvent un diagnostic rétrospectif : L'extraction d'un enfant de poids élevé, retrouvé en variété postérieure ou avec la tête défléchie réconfortent la suspicion de disproportion foeto-pelvienne.

Bien qu'ils s'agissent de diagnostics difficiles, la sage-femme doit toujours les élaborer avec le plus grand soin, en y consacrant le temps nécessaire (143). Ceci est d'autant plus important lorsque l'on sait que la fréquence des dystocies du travail conduisant à une césarienne pour cette indication a été récemment évaluée dans une étude multicentrique à environ 18% (17). Il s'agit de la première cause de césarienne pendant le travail. Mais les valeurs sont très variables, pouvant aller jusqu'à 30%. Ceci est la preuve d'une grande variabilité que ce soit dans le diagnostic, dans la prise en charge, et dans les critères qui justifient le recours à la césarienne.

L'allongement de la durée du travail dû à la dystocie est associé à une augmentation de la fréquence des signes d'asphyxie foetale perpartum, des réanimations néonatales et des transferts en unités néonatales de soins intensifs (18).

3.5.2 Suspicion d'asphyxie foetale perpartum.

L'asphyxie foetale perpartum correspond à une altération sévère des échanges gazeux utéro-placentaires. Suite aux altérations du métabolisme cellulaire foetal, l'évolution se fait vers une acidose métabolique (définie par un pH à la naissance inférieur à 7,0 et un déficit de base supérieur ou égal à 12 mmol/l) et une hyperlactacidémie. Bien que l'hypoxie et l'hypercapnie soient immédiatement réversibles avec le rétablissement des échanges gazeux placentaires ou pulmonaires, l'acidose métabolique a une cinétique de normalisation plus longue, d'autant plus prolongée que l'asphyxie a été sévère.

La suspicion d'asphyxie foetale perpartum survient dans environ 7% des femmes en travail. Mais ce taux est variable en fonction de la population de femmes étudiées (17). En revanche, le taux d'asphyxie foetale, définie sur l'association stricte des trois critères (détresse foetale, score d'Apgar bas à la naissance, acidose métabolique du nouveau-né) est estimée dans différentes séries à seulement 1,5-5% des naissances (108).

Heureusement, la majorité des asphyxies foetales perpartum n'entraîne pas de handicap néonatal, bien que leur survenue ait été jugée comme très préoccupante, conduisant à des césariennes pendant le travail, des manœuvres de réanimation, ou à des hospitalisations en unité de soins intensifs. Une suspicion d'asphyxie fœtale est pourvoyeuse de césariennes. Dans une population à bas risque, les taux de césariennes pour suspicion d'asphyxie foetale (basée sur l'enregistrement d'anomalie du rythme cardiaque fœtal (ARCF)) représente 20-25% du taux global de césariennes chez les femmes à bas risque obstétrical (12,42).

3.6 Complications de la césarienne.

3.6.1 Conséquences maternelles de la césarienne.

Les complications de la césarienne diminuent au fil des années grâce aux progrès de l'anesthésie, de l'obstétrique, de l'antibioprophylaxie et de la thromboprophylaxie. Mais cette voie d'accouchement reste pour de nombreux auteurs plus à risque que la voix basse (19,30).

La mortalité maternelle directe est six fois plus élevée lorsque la naissance de l'enfant se fait par voie haute et ceci d'autant plus si la césarienne est réalisée en cours de travail (le risque est alors multiplié par 9) (28,30,54). Les principales étiologies à l'origine des décès maternels sont les accidents thromboemboliques et les hémorragies utérines. Le risque propre de décès au cours d'une césarienne est compris entre 1,5 et 3 environ, cette augmentation est majorée lors d'une césarienne en cours de travail.

La césarienne est associée à une augmentation significative des complications graves de l'accouchement. Van Ham retient que 4,5% des patientes césarisées présentent au moins l'une des complications suivantes : hémorragies sévères de la délivrance > ou = 1500 ml, laparotomie itérative, infection pelvienne, thrombose profonde, sepsis, pneumonie, troubles de la coagulation. (105)

Par ailleurs la morbidité dite mineure peut exister dans 85% des cas surtout en cas de césarienne en urgence. Mac Mahon note une incidence de 9,3% en cas de césarienne en urgence versus 7,6 % pour un accouchement voie basse (48,105). Il apparaît donc clairement que le taux de complications maternelles à court terme est le plus élevé dans le cadre d'une césarienne réalisée en cours de travail et le plus faible lors d'un accouchement voie basse, et la césarienne programmée représentant une situation intermédiaire.

La césarienne entraîne également une morbidité à long terme. Un utérus cicatriciel est à risque de rupture utérine. D'après la méta-analyse de Rosen, ce risque atteint 12% lorsque l'incision est corporéale, versus 0,7% lors d'une cicatrice segmentaire (95). Au cours des grossesses suivantes, l'antécédent de césarienne majore le risque d'anomalies d'insertion placentaire. De même l'existence de la cicatrice fragilise l'utérus qui a plus de mal à se contracter du fait d'une rupture de la continuité des fibres musculaires. Nous retrouvons alors plus de complications hémorragiques. L'odd ratio est de 4 environ versus un utérus non cicatriciel (15,58). Le risque d'hématome rétro-placentaire et de grossesse extra-utérine a également été rapporté chez ces femmes porteuses d'un utérus cicatriciel (58,72). Selon Green, le risque d'hystérectomie en urgence est multiplié par 18 chez une femme ayant eu une césarienne antérieure (51). Il semblerait qu'il existe un risque de mort fœtale in utero inexpliqué augmenté lorsque l'utérus est cicatriciel. L'hypothèse retenue par Smith en 2003, est l'existence d'un trouble de la circulation sanguine utérine au cours des grossesses ultérieures, lié à une ligature (intentionnelle ou par inadvertance) de vaisseaux utérins lors de la césarienne. Son étude rétrospective auprès de 120 000 grossesses montre que ce risque apparaît à partir de la 34ème SA et double à partir de la 39ème SA. (71,99)

L'acte opératoire de la césarienne entraîne un traumatisme physique. Ce souvenir a un impact sur le plan psychologique de la femme. Effectivement, la réalisation d'une césarienne en cours de travail s'accompagne généralement d'une sensation d'échec et de frustration traumatisante pour la mère, surtout lorsqu'elle est réalisée en urgence (72). Au cours du post-partum, les patientes accouchées voie haute manifestent plus souvent des signes de fatigue et de dépression qu'en cas d'accouchement par voie basse (45).

La césarienne entraîne des conséquences esthétiques, psychologiques mais aussi sexuelles (97). Différentes études notent une baisse de la natalité chez ces femmes, estimée parfois à 13% (63).

3.6.2 Conséquences néonatales de la césarienne.

La naissance par césarienne semble favoriser la survenue d'une détresse respiratoire et ce d'autant plus que l'enfant naît avant 40 SA. Lors d'une naissance par voie haute, il n'existe pas de compression thoracique fœtale ni de sécrétion de catécholamines induites par le travail, responsable d'un retard de résorption du liquide alvéolaire. Ceci explique pourquoi la pathologie respiratoire est moins fréquente lorsque la césarienne est réalisée en cours de travail par rapport à une césarienne programmée.

L'acte opératoire peut entraîner des traumatismes fœtaux. La survenue d'une plaie fœtale n'est pas rare (0,74% à 1,90%). Morini *et al* retrouve à près de 12% le taux de plaie secondaire au bistouri jugé comme sévère avec nécessité d'un traitement spécifique (81). Towner note une augmentation significative de l'incidence d'hémorragie intracrânienne chez les nouveau-nés nés par césarienne en cours de travail par rapport à la voie basse (102).

L'étude mexicaine de Perez-Escmilla montre que la césarienne apparaît comme un facteur de risque de ne pas débuter un allaitement maternel ou de ne pas allaiter plus d'un mois. De façon globale, la première interaction avec leur enfant est diminuée, et ceci semble persister à domicile (87).

ETUDE.

1. Méthodologie.

1.1 Objectifs de l'étude.

Notre problématique de départ est de comprendre quels peuvent être les facteurs liés au risque de césarienne à terme en cours de travail chez les primipares à bas risque.

Notre hypothèse est qu'il existe des facteurs prédictifs d'accouchement par césarienne. Ceux-ci pouvant être distingués sur 3 niveaux : le profil maternel, les données pré-partum, les éléments per-partum.

Les objectifs de cette étude sont :
- de dresser un état des lieux de la prise en charge en salle de naissance des primipares à bas risque.
- de comparer deux populations de primipares à bas risque selon les modalités de naissance (voie haute ou voie basse).
La perspective de cette étude est d'identifier les facteurs prédictifs d'un accouchement voie haute ou voie basse.

1.2 Matériel et méthode.

Notre étude est uni-centrique. Elle a été réalisée dans le service de Gynécologie Obstétrique du Centre Hospitalier Universitaire (CHU) de Rouen, qui est une maternité de niveau III.

Il s'agit d'une étude rétrospective, descriptive et comparative de deux populations d'effectifs semblables. Notre période d'étude s'étend de janvier 2006 à novembre 2009. Elle s'est appuyée sur l'analyse manuelle de dossiers après sélection informatique de ceux-ci selon des critères d'inclusion et d'exclusion.

Nous nous sommes appuyés sur la définition d'AUDIPOG vu précédemment, pour sélectionner les primipares à bas risque obstétrical (76,132).

Ainsi les critères d'inclusion suivants ont été retenus :
- primiparité
- femmes âgées de >= 18 ans et de < 35 ans
- dont la grossesse est unique
- dont le fœtus est en présentation céphalique

Les critères d'exclusions suivants ont été définis:
- La définition dit : « sans antécédent médical ni gynécologique nécessitant une surveillance particulière de la grossesse ». Cette définition est imprécise. Nous avons décidé d'exclure les patientes dont un/des antécédent(s) peut avoir une influence ou un quelconque retentissement sur l'évolution de la grossesse ou de l'accouchement : les patientes obèses ou présentant de l'HTA, un diabète, une hypothyroidie ou une hyperthyroidie, ou encore une maladie auto-immune.
- La définition dit : « Grossesse n'a pas été marquée par une pathologie ». Nous avons décidé d'exclure les patientes ayant présenté au cours de la grossesse un diabète gestationel, une HTA gravidique, un placenta praevia, une pré-éclampsie, une cholestase gravidique, un retard de croissance intra-utérin, un hydramnios ou oligoamnios. Bien que la menace d'accouchement prématuré soit une pathologie gravidique, cela ne nécessite pas d'exclure le dossier de notre étude, à condition que la patiente accouche à terme.

Il nous a semblé indispensable également d'exclure :

- Les dossiers pour lesquels une ou plusieurs échographies fœtales révèlent des malformations. Ces malformations peuvent fragiliser le fœtus qui sera alors plus à risque de présenter des anomalies du RCF pendant le travail.
- Les patientes dont l'accouchement a été déclenché, puisque le déclenchement du travail est plus pourvoyeur de césarienne. Le déclenchement est de pratique plus courante pour les patientes en voie de dépassement de terme. Nous n'avons gardé que les dossiers pour lesquels la mise en travail des patientes au-delà de 41 SA est spontanée.
- Les patientes pour lesquelles le partogramme est débuté au-delà de 12 heures de rupture de la poche des eaux. Le risque infectieux est alors majoré, et il peut altérer le déroulement physiologique de travail.
- Les patientes dont la césarienne était programmée, car dans ce cas les patientes sont césarisées avant même qu'elles n'entrent en travail. De plus, la programmation d'une césarienne sous-entend nécessairement l'existence d'une pathologie pré-existante à l'entrée en travail.

La définition d'Audipog ne précise pas le terme pour que l'on puisse parler de travail obstétrical à bas risque. Nous avons choisi de garder uniquement les naissances à un terme $\geq$ à 37 SA et < 42 SA. Ainsi sont exclues les naissances dans un contexte de prématurité fœtale ou de terme dépassé car ces deux situations sont plus à risques d'anomalies du RCF.

La sélection selon les critères d'inclusion et d'exclusion évoqués ci-dessus a permis d'établir une population que nous avons divisée en deux groupes:
- **Un groupe de femmes ayant accouché par voie basse, nommée « population AVB».**
- **Un groupe de femmes ayant été césarisées, nommée « population césarienne ».**

L'année 2008 suffisait pour recenser suffisamment de patientes appartenant à la « population AVB ». Mais de façon à atteindre un nombre plus élevé de patientes dans la « population césarienne », nous avons dû étendre la période d'étude. Pour éviter les biais de sélection, les dossiers choisis dans la « population AVB » ont eux aussi été sélectionnés sur la même période d'étude que ceux de la » population césarienne ». De cette façon nous tenions compte d'une éventuelle modification sur les 4 ans de l'étude, de la prise en charge des patientes en travail.

1.3 Critères étudiés.

Nous avons étudié les dossiers en relevant 68 items. Ceux-ci ont été rapportés sur informatique en utilisant le logiciel Excel. Les données relevées sont classées en cinq parties : **profil général de la population, facteurs prénataux, facteurs per-partum, issue de l'accouchement, et conséquences néonatales.**

1.3.1 Le profil général de la population.
- **Age** de la patiente : variable quantitative continue, transformée en variable qualitative à 5 classes (<20 ans, 20-24 ans, 25-29ans, ≥ 30 ans).
- **Origine ethnique** : variable qualitative à 7 classes (Europe de l'ouest, Europe de l'est, Maghreb, Afrique noire, Asie, Amérique, DOM-TOM).
- **Taille** de la patiente : variable quantitative continue, transformée en variable qualitative à 5 classes (<150 cm, 150-159 cm, 160-169 cm, 170-179 cm, ≥180 cm).
- **Indice de masse corporel** en début de grossesse: variable quantitative continue, transformée en variable qualitative à 3 classes (<18, 18-25, 26-30).
- **Niveau d'éducation** : variable qualitative à 3 classes (bas, intermédiaire, élevé).
- **Tabac** (nombre de cigarettes par jour déclaré) : variable quantitative continue, transformée en variable qualitative à 4 classes (0, 1-10, 11-20, >20).
- Recours à **l'assistance médicale à la procréation** : variable qualitative à 3 classes (non, fécondation in vitro, stimulation ou insémination).
- **Gestité** : variable quantitative discontinue ne présentant pas une distribution

normale.

1.3.2 Les facteurs prénataux.

- **Suivi de la grossesse** : variable qualitative à 3 classes (suivi au CHU, suivi CHU couplé médecin traitant, gynécologue ou protection maternelle et infantile, et mal suivi).
- **Intolérance au glucose** : définie par un test de O'Sullivan pathologique (>1.40g/L) n'ayant pas nécessité l'introduction d'insuline pendant la grossesse. Il s'agit d'une variable qualitative continue transformée en variable qualitative à 4 classes (< 1.20, 1.20-1.29, 1.30-1.39, ≥ 1.40).
- **Prise de poids** pendant la grossesse en kilogramme: variable quantitative continue, transformée en variable qualitative à 6 classes (< 5, 5-9, 10-12, 13-15, 16-19, ≥ 20).
- **Examen clinique du bassin** : variable qualitative à 3 classes (normal, anormal, non fait).
- **Estimation échographique de la croissance fœtale,** basée sur la biométrie foetale effectuée à l'échographie du huitième mois. Nous avons étudié le percentile de chacun des paramètres suivant : **BIP, PC et PA, couplé à l'estimation de poids fœtal**. Il s'agit de variables quantitatives continues transformées en variables qualitatives à 5 classes (<5, 5-9, 10-90, 91-95, >95).
- **Diminution des mouvements actifs** au cours du troisième trimestre : variable qualitative à deux classes (non, oui).

1.3.3 Les facteurs per-partum.

<u>Entrée en travail :</u>
- **Hauteur utérine** : variable quantitative continue transformée en variable qualitative à 6 classes (<30 cm, 31-32 cm, 33-34 cm, 35-36 cm, >36 cm).
- **Terme** d'admission en salle de naissance : variable quantitative continue, transformée en variable qualitative à 5 classes (37SA-37SA+6j, 38SA-38SA+6j, 39SA-39SA+6j, 40SA-40SA+6j, 41SA-41SA+6j).
- **Dystocie de démarrage** : évaluée par l'administration de Nalbuphine, variable

qualitative à 2 classes (non, oui).

- **Admission en SDN** : variable qualitative à 4 classes (spontané à membranes intactes, spontané à membranes rompues, dirigé à membranes intactes, dirigé à membranes rompues).

- **Score de Bishop** (annexe II), à l'entrée en salle de naissance : variable qualitative transformée en variable qualitative à 2 classes (≤ 4, > 4).

avec le détail du score :
- longueur : variable qualitative à 4 classes (long, mi-long, court, effacé)
- consistance : variable qualitative à 3 classes (tonique, mou, souple)
- position : variable qualitative à 4 classes (postérieur, intermédiaire, centré, antérieur)
- sollicitation par le pôle fœtal : variable qualitative à 4 classes (mobile, appliqué, fixé, engagée)
- dilatation du col : variable quantitative, transformée en variable qualitative à 5 classes (0, 1-2 cm, 3-4 cm, 5-6 cm, >6 cm).

Vision globale du travail :

- **Durée du travail en salle de naissance**: variable quantitative, transformée en variable qualitative à 5 classes (< 120 min, 120-239 min, 240-479 min, 480-599 min, >600 min).

- **Durée de la phase active**, en considérant son début lorsque la patiente est à 4cm de dilatation: variable quantitative, transformée en variable qualitative à 5 classes (< 120 min, 120-239 min, 240-479 min, 480-599 min, >600 min).

- **Temps écoulé entre le diagnostic de dilatation complète et la naissance** : variable quantitative continue, transformée en variable qualitative à 4 classes (<30 min, 30 à 59 min, 60 à 119 min, ≥ 120 min).

Analgésie :

- **Analgésie péridurale** au cours du travail : variable qualitative à 2 classes (non, oui).

- **Dilatation à laquelle la péridurale a été posé**e : variable quantitative, transformée en variable qualitative à 5 classes (0 cm, 1-2 cm, 3-4 cm, 5-6 cm, > 6 cm).
- **Moment de pose d'analgésie péridurale par rapport à la rupture de la poche des eaux**: variable qualitative à 2 classes (avant, après).

La poche des eaux :
- **Mode de rupture de la poche des eaux**: variable qualitative à 2 classes (spontanée, artificielle).
- **Dilatation à laquelle a eu lieu la rupture de la poche des eaux** : variable quantitative, transformée en variable qualitative à 5 classes (0 cm, 1-2 cm, 3-4 cm, 5-6 cm, > 6 cm).
- **Couleur du liquide amniotique** : variable qualitative à 3 classes (clair, teinté, méconial).
- **Durée d'ouverture de l'œuf**: variable quantitative continue, transformée en variable qualitative à 7 classes (< 120 min, 120-239 min, 240-479 min, 480-599 min, 600-839 min, 840-1199 min, ≥ 1200 min).

Stagnation de la dilatation :
- **Stagnation de la dilatation en phase active du travail**: variable qualitative à 4 classes (non, un épisode de stagnation, deux épisodes de stagnation, trois épisodes de stagnation).
- **Utilisation de la tocométrie interne** : variable qualitative à 2 classes (non, oui).

Dynamique utérine :
- **Utilisation de Syntocinon®** au cours du travail : variable qualitative à 2 classes (non, oui).
- **Dilatation à laquelle le Syntocinon® a été débutée** : variable quantitative, transformée en variable qualitative à 5 classes (0 cm, 1-2 cm, 3-4 cm, 5-6 cm, > 6 cm).
- **Moment d'introduction du Syntocinon® par rapport à l'analgésie**

péridurale : variable qualitative à 2 classes (avant, après).

- **Moment d'introduction du Syntocinon® par rapport à la rupture de la poche des eaux** : variable qualitative à 2 classes (avant, après).

- **Débit** maximum de Syntocinon® : variable quantitative, transformée en variable qualitative à 5 classes (12cc/h, 24cc/h, 36cc/h, 48cc/h, ≥ 60cc/h).

Confort maternel :

- Apport **d'une boisson** au cours du travail : variable qualitative à deux classes (non, oui).

- **Mobilisation maternelle** pendant le travail : variable qualitative à 2 classes (non, oui).

- **Médecine douce** (acupuncture/haptonomie/chant prénatal) : variable qualitative à 2 classes (non, oui).

Surveillance du bien être fœtal :

- **Rythme cardiaque foetal** : variable qualitative à 3 classes (normal, suspect, pathologique).

- Utilisation de moyen de **deuxième recours** : variable qualitative à 4 classes (non, saturométrie fœtale, mesure du pH ou des lactates, association de deux moyens de surveillance).

- **Valeur pH au scalp** (la plus basse retrouvée) : variable quantitative continue, transformée en variable qualitative à 3 classes (7.10-7.19, 7.20-7.25, >7.25).

- **Valeur des lactates au scalp** (la plus basse retrouvée, en mmol/L) : variable quantitative continue, transformée en variable qualitative à 3 classes (<4, 4-7, >7).

- **Valeur de l'oxymétrie de pouls fœtal** (la plus basse retrouvée) : variable quantitative continue, transformée en variable qualitative à 3 classes (<30%, 30-40%, >40%).

1.3.4 Issue de l'accouchement.

- **Heure de naissance** : variable quantitative continue, transformée en variable qualitative à 3 classes (0 à 359 min, 360 à 1079 min, 1080 à 1380 min)

- **Jour de Naissance** : variable qualitative à 8 classes (lundi, mardi, mercredi, jeudi, vendredi, samedi, dimanche, jour férié).

- **Variété de la présentation fœtale à l'engagement**: variable qualitative à 8 classes (OIGA, OIGT, OIGP, OS, OIDP, OIDT, OIDA, OP, et autres).

- **Variété de présentation au dégagement** : variable qualitative à deux classes (OP, OS).

- **Rotation manuelle** : variable qualitative à deux classes (réussie, échec).

- **Mode d'accouchement** : variable qualitative à 3 classes (voie basse spontanée, voie basse instrumentée, césarienne).

- **L'indication de la césarienne**: variable qualitative à 5 classes (stagnation, ARCF, association des deux, non engagement à dilatation complète, autres)

- **Dilatation à laquelle la césarienne est réalisée** : variable quantitative de 0 à 10 cm.

- **Statut du médecin** prenant la décision de césarienne : variable qualitative à 3 classes (praticien hospitalier, chef de clinique assistant, inconnu).

1.3.5 Etat du nouveau-né à la naissance

- Poids de naissance :
  - en gramme : variable quantitative continue, transformée en variable qualitative à 5 classes (<2500, 2500-2999, 3000-3499, 3500-3499, ≥ 4000)
  - en percentile, variable quantitative continue, transformée en variable qualitative à 4 classes (<10, 10-49, 50-90, >90).

- **Sexe** : variable qualitative à 2 classes (masculin, féminin).

- **Score d'Apgar à 5 minutes de vie** : variable quantitative de 0 à 10.

- **pH au cordon** : variable quantitative continue, transformée en variable qualitative à 5 classes (<7.00, 7.00-7.09, 7.10-7.19, 7.20-7.29, ≥ 7.30).

- **Lactates au cordon (mmol/L)**: variable quantitative continue, transformée en variable qualitative à 4 classes (<4, 4-7, 8-10, ≥10).

- **Anomalies funiculaires** : variable qualitative à 2 classes (non, oui).

1.4 Stratégie d'analyse.

La stratégie d'analyse a comporté trois étapes distinctes.

Dans un premier temps nous avons décrit les variables retenues dans l'étude. Les nombres et les pourcentages ont été présentés pour les variables qualitatives. Lorsque les variables continues présentaient une distribution normale, les valeurs moyennes et les écarts types ont été calculés. Ensuite les variables quantitatives ont été transformées en variables qualitatives à plusieurs classes. La classe de référence a été choisie en accord avec les connaissances obstétricales lorsqu'elles existaient et correspondait à la classe associée au risque de césarienne au cours du travail le plus faible. Dans le cas où il n'y aurait pas de classe de référence dans la littérature, nous avons établi des classes en rapport avec la distribution des effectifs, la référence étant la classe dont l'effectif était le plus grand.

Dans la deuxième partie, une analyse uni-variée a été réalisée afin de comparer nos deux populations et mettre en évidence des différences significatives. Le critère de jugement est le mode d'accouchement. Il a été analysé en tant que variable qualitative binaire (« voie basse » ou « césarienne »).

Dans la troisième partie, nous avons réalisé une analyse multi-variée afin d'identifier les facteurs indépendamment liés à la réalisation d'une césarienne en cours du travail. Les facteurs ont été répartis dans 4 groupes : **Confrontation foeto-pelvienne, modalités d'admission, gestion du travail, issu de l'accouchement**. Puis les facteurs dont le degré de signification était inférieur à p=0,05 ont été inclus dans un modèle logistique global. Les OR calculés résultent par conséquent d'un ajustement global sur les autres facteurs de risque étudiés. (annexe III)

1.5 Analyse statistique.

L'analyse statistique a été réalisée en utilisant le logiciel stata 7.0 (stata

Corporation, 4905 Lakeway Drive, College Station, Texas, USA).

Les résultats de l'analyse uni-variée ont été obtenus à l'aide de différents tests statistiques comme la comparaison des pourcentages (le test de Chi2 de Pearson), la comparaison des moyennes (le test de Student) ou les tests non-paramétriques (le test de Mann et Withney). Les relations des variables qualitatives avec la réalisation d'une césarienne au cours du travail ont été estimées par les p (puissance) considérés statistiquement significatifs pour $p < 0,05$.

La méthode d'analyse multi-variée utilisée est la régression logistique binominale (procédure *xi : logistic*). Elle a permis de quantifier l'accroissement du risque de césarienne associé au déterminant par le calcul de l'odds ratio (OR) avec son indice de confiance (IC95%).

2. Résultats.

2.1 Description de la population d'étude.

La sélection des dossiers a été possible par informatique à partir de données codées dans les dossiers au sein de l'établissement.
Au total, il a été recensé :
- **233 dossiers appartenant à la « population césarienne »**
- **1483 dossiers correspondant à « la population AVB ».**

Le **taux de césarienne** de notre population à bas risque est **de 15,43%**.

L'objectif était d'atteindre 200 dossiers dans la « population césarienne » versus 200 dossiers dans « la population AVB ». Toutefois pour la « population AVB » il a été nécessaire de sélectionner les 200 dossiers que nous voulions étudier parmi les 1483 recensés. Nous avons choisi de respecter la chronologie des dossiers pour avoir une répartition des dossiers AVB sur la même période d'étude que les dossiers césariennes. Pour se faire, nous avons sélectionné après chaque dossier césarienne, le cinquième dossier AVB suivant. Ce chiffre de cinq a été défini de façon à espacer les horaires, voir le jour de naissance (variables étudiées) entre un AVB et une césarienne. Et ce chiffre est en rapport avec les effectifs de notre population: nous avions 6 fois plus de patientes accouchées voie basse que de patientes césarisées. Cela permettait d'avoir de la marge pour prendre le sixième dossier si le cinquième était introuvable ou inexploitable.

D'ailleurs, notre objectif n'a pu être totalement atteint, puisque 54 dossiers (12,5%) n'étaient pas exploitables :
- 16 dossiers (3,70%) ont été exclus manuellement pour des erreurs de codage :
- déclenchement (3 dossiers)
- présentation du siège (1 dossier)
- cardiomyopathie maternelle (2 dossiers)
- multipare (9 dossiers)
- naissance prématurée (1 dossier)
- 5 dossiers (1,16%) ont été exclus, car ils ne correspondaient pas à nos critères d'inclusion et/ou d'exclusion :
- Césarienne en début de travail pour antécédent de myomectomie par cœlioscopie (1 dossier)
- Mise en place d'un traitement antihypertenseur pendant le travail (2 dossiers)
- Début de travail après plus de 48 heures de la rupture spontanée des membranes (2 dossiers)
- 33 dossiers (7,62%) n'ont pas été trouvés.

Au total, notre étude est réalisée sur 378 dossiers :
   - La « population césarienne » comprend 184 dossiers (48,68%).
   - La « population AVB » est composée de 194 dossiers (51,32%).
Ces dossiers ont été étudiés manuellement à partir du dossier grossesse, accouchement, et nouveau-né.

2.2 Résultats de l'analyse univariée.

Les principales caractéristiques de notre population sont présentées dans les tableaux I à XIII.

Tableau I : Comparaison du morphotype maternel et données socio-démographiques en fonction de la voie d'accouchement. *(analyse descriptive et uni-variée).*

	Analyse descriptive		Analyse uni variée				
	Patientes (n)	Pourcentage (%)	**VOIE BASSE**		**CESARIENNE**		p
			Patientes (n1=194)	Pourcentage (%)	Patientes (n2=184)	Pourcentage (%)	
Age (ans) *	(n=378) 25,47 ± 3,99 [25,07 ; 25,88]		(n1= 194) 25,49 ± 3,91 [24,93 ; 26,05]		(n2=184) 25,46 ± 4,08 [24,86 ; 26,05]		0,93 (2)
<20	18	4,76	8	44,44	10	55,56	0,82 (1)
20-24	143	37,83	71	49,66	72	50,34	
25-29	145	38,36	79	54,48	66	45,52	
>=30	72	19,05	36	50,00	36	50,00	
Ethnie	n=369		n1= 190		n2=179		
Europe de l'Ouest	277	75,07	160	57,67	117	42,24	0,15 (1)
Europe de l'Est	6	1,63	4	66,67	2	33,33	
Maghreb	50	13,55	14	28,00	36	72,00	
Afrique Noire	24	6,50	9	37,50	15	62,50	
Asie	3	0,81	1	33,33	2	66,67	
Amérique	1	0,27	0	0,00	1	100,00	
DOM-TOM	8	2,17	2	25,00	6	75,00	
Taille (cm) *	(n=374) 164,07± 6,58 [163,40 ; 164,74]		(n1=193) 164,47± 6,87 [163,49 ; 166,57]		(n2=181) 163,66± 6,25 [162,74 ; 164,57]		0,23 (2)
<150	3	0,80	1	33,33	2	66,66	0,18 (1)
150-159	79	21,12	39	49,37	40	50,63	
160-169	207	55,35	106	51,21	101	48,79	
170-179	79	21,12	41	51,90	38	48,10	
≥180	6	1,60	6	100,00	-	00,00	
IMC (Kg/cm²) *	(n=373) 22,74 ± 3,55 [22,37 ; 23,10]		(n1=191) 22,90 ± 3,58 [22,38 ; 23,40]		(n2= 182) 22,57± 3,52 [22,05 ; 23,08]		0,37 (2)
<18	18	4,83	9	50,00	9	50,00	0,71 (1)
18-25	264	70,78	132	50,00	132	50,00	
>25	91	24,40	50	54,95	91	45,05	
Education	(n=312)		n1 = 167		n2= 145		
Bas	26	8,33	13	50,00	13	50,00	0,81 (1)
Intermédiaire	136	43,59	71	52,21	65	47,79	
Elevé	150	48,08	83	55,33	67	44,67	
Nombre de cigarette par jour déclarée *	(n=378) 2,04± 4,63 [1,61 ; 2,48]		(n1=194) 1,95±3,85 [1,41 ;2,50]		(n2=184) 2,14± 4,63 [1,47 ; 2,81]		0,67 (2)
0	279	73,81	138	49,46	141	50,54	**0,05** (1)
1-9	60	15,87	40	66,66	20	33,33	
10-19	34	8,99	14	41,18	20	58,82	
>=20	5	1,32	2	40,00	3	60,00	

(1) Test statistique de Chi2, (2) Test statistique de Student, * moyenne ± SD [IC a 95%]

Tableau II : Comparaison de caractéristiques anténatales en fonction de la voie d'accouchement *(analyse descriptive et uni-variée).*

	Analyse descriptive		Analyse uni variée				
	Patientes (n)	Pourcentage (%)	**VOIE BASSE**		**CESARIENNE**		p
			Patientes (n1=194)	Pourcentage (%)	Patientes (n2=184)	Pourcentage (%)	
AMP	n=378		n1=194		n2=184		0,08 (1)
Non	353	93,39	180	51,56	173	48,44	
FIV	5	1,32	5	100,00	-	-	
Stimulation / insémination	20	5,29	9	45,00	11	55,00	
Gestité *	(n=378) 1,32± 0,60 [1,26; 1,38]		(n1= 194) 1,35± 0,67 [1,26 ; 1,45]		(n2= 184) 1,32± 0,61 [1,20 ; 1,35]		0,20 (2)
1	284	75,13	145	51,06	139	48,94	**0,03** (1)
2	69	18,25	30	43,48	39	56,52	
3	24	6,35	18	75,00	6	35,00	
4	1	0,26	1	100,00	-	-	
Suivi de la grossesse	n=378		n1= 194		n2= 184		0,41 (1)
CHU	142	37,57	76	53,52	66	46,48	
CHU +PMI/MT	229	60,58	116	50,65	113	49,35	
Mal suivi	7	1,85	2	28,57	5	71,43	
Test de O'Sullivan(g/l) *	(n=352) 1,12 ± 0,27 [1,09 ; 1,15]		(n1= 178) 1,10 ± 0,27 [1,07 ; 1,15]		(n2= 174) 1,14 ± 0,28 [1,09 ; 1,18]		0,28 (2)
<1,20	222	63,07	118	53,15	104	46,85	0,38 (1)
1,20-1,29	44	12,50	18	40,91	26	59,09	
1,30-1,39	24	6,82	10	41,67	14	58,33	
>=1,40	62	17,61	32	51,61	30	48,39	
Prise de poids au cours de la grossesse (kg) *	(n=377) 14,78 ± 5,96 [14,18 ; 15,39]		(n1= 194) 14,69 ± 5,77 [13,87 ; 15,51]		(n2= 183) 14,87 ± 6,16 [13,98 ; 15,77]		0,77 (2)
<5	9	2,39	3	33,33	6	66,66	0,53 (1)
5-9	55	14,59	26	47,27	29	52,72	
10-12	71	18,83	43	50,70	28	49,30	
13-15	89	23,61	46	60,56	43	39,44	
16-19	84	22,28	42	50,00	42	50,00	
>=20	69	18,30	34	49,27	35	50,73	
Bassin	n=378		n1= 194		n2= 184		**<0,001** (1)
Normal	137	36,24	67	48,90	70	51,10	
Anormal	24	6,08	3	12,50	21	87,50	
Non fait	217	57,67	124	57,14	93	42,86	
Diminution MAF	n=378		n1= 194		n2= 184		0,60 (1)
Non	344	91,00	178	51,74	166	48,26	
Oui	34	9,00	16	47,06	18	52,94	

(1) Test statistique de Chi2, (2) Test statistique de Student, * moyenne ± SD [IC a 95%]

Tableau III : Comparaison des données échographiques en fonction de la voie d'accouchement *(analyse descriptive et uni-variée).*

	Analyse descriptive		Analyse uni variée				p
	Patientes (n)	Pourcentage (%)	**VOIE BASSE**		**CESARIENNE**		
			Patientes (n1=194)	Pourcentage (%)	Patientes (n2=184)	Pourcentage (%)	
Périmètre abdominal (en percentile) *	(n=304) 61,50 ± 21,83 [59,03 ; 63,96]		(n1=147) 59,58 ± 20,89 [56,17 ; 62,99]		(n2=157) 63,30± 22,59 [59,73; 66,86]		0,14 (2)
<5	-	-	-	-	-	-	0,04 (1)
5-9	1	0,33	1	100,00	-	-	
10-90	273	89,80	135	49,45	138	50,55	
91-95	16	5,26	9	56,25	7	43,75	
>95	14	4,60	2	14,29	12	85,71	
Diamètre Bi-Pariétal (en percentile) *	(n=309) 58,63 ± 23,34 [56,01 ; 61,24]		(n1=149) 58,36 ± 21,47 [54,89 ; 61,84]		(n2=160) 58,87± 25,02 [54,97 ; 62,78]		0,84 (2)
<5	3	0,97	2	66,67	1	33,33	0,39 (1)
5-9	8	2,59	3	37,50	5	62,50	
10-90	272	80,02	133	48,89	139	51,10	
91-95	37	11,97	15	40,54	22	59,46	
>95	13	4,21	4	30,77	9	69,23	
Périmètre céphalique (en percentile) *	(n=295) 62,41 ± 20,96 [60,01 ; 64,82]		(n1=143) 60,56 ± 20,46 [57,18 ; 63,94]		(n2=152) 64,16 ± 21,34 [60,74 ; 67,58]		0,14 (2)
<5	1	0,34	1	100,00	-	-	0,04 (1)
5-9	-	-	-	-	-	-	
10-90	265	89,83	134	50,56	131	49,44	
91-95	19	6,44	7	36,84	12	63,15	
>95	10	3,39	1	10,00	9	90,00	
Estimation de poids fœtale (en percentile) *	(n=234) 46,48 ± 21,72 [43,59 ; 49,19]		(n1=115) 45,26 ± 19,88 [41,59 ; 48,93]		(n2=119) 47,48 ± 23,40 [43,23 ; 51,73]		0,43 (2)
<5	3	1,28	1	33,33	2	66,67	0,25 (1)
5-10	-	-	-	-	-	-	
10-90	212	90,60	113	53,30	111	46,70	
90-95	5	2,14	1	20,00	4	80,00	
>95	2	0,85	-	-	2	100,00	

(1) Test statistique de Chi2, (2) Test statistique de Student, * moyenne ± SD [IC a 95%]

Tableau IV : Comparaison des caractéristiques du début de travail en fonction de la voie d'accouchement *(analyse descriptive et uni-variée).*

	Analyse descriptive		Analyse uni variée				p
	Patientes (n)	Pourcentage (%)	**VOIE BASSE**		**CESARIENNE**		
			Patientes (n1=194)	Pourcentage (%)	Patientes (n2=184)	Pourcentage (%)	
Terme d'admission (SA)	(n=378) 39,67 ± 1,04 [39,57 ; 39,78]		(n1=194) 39,54 ± 1,00 [39,40 ; 39,68]		(n2=184) 39,81 ± 1,05 [39,66 ; 39,97]		0,01 (3)
37	11	2,91	4	36,36	7	63,64	0,009 (1)
38	41	10,85	28	68,29	13	31,71	
39	94	24,87	53	56,38	41	43,62	
40	144	38,10	76	52,78	68	47,22	
41	88	23,28	33	37,50	55	62,50	
Hauteur utérine (cm)	(n=378) 32,66 ± 2,02 [32,45 ; 32,86]		(n1=194) 32,22 ± 1,97 [31,94 ; 32,50]		(n2=184) 33,13 ± 1,96 [32,84 ; 33,41]		<0,001 (2)
<30	13	3,44	9	69,23	4	30,77	<0,001 (1)
31-32	175	46,29	109	62,29	66	37,71	
33-34	129	34,13	56	43,41	73	56,59	
35-36	46	12,17	14	30,43	32	69,57	
>36	15	3,97	6	40,00	9	60,00	
Mode d'Admission en salle de naissance	n=378		n1=194		n2=184		
Spontanée à membranes intactes	204	53,97	121	59,31	83	40,69	<0,001 (1)
Spontanée à membranes rompues	121	32,01	63	52,07	58	47,93	
Dirigé à membranes intactes	32	8,47	8	25,00	24	75,00	
Dirigée à membranes rompues	21	5,56	2	9,52	19	90,48	
BISHOP (n=371) ; *	(n=378) 7,52 ± 1,50 [7,37 ; 7,67]		(n1=194) 8,04 ± 1,46 [7,83 ; 8,25]		(n2=184) 6,97 ± 1,32 [6,77 ; 7,16]		<0,001 (2)
≤6	88	23,28	43	48,86	45	51,14	0,59 (1)
≥7	290	76,71	151	52,07	139	47,93	
Mise en place nalbuphine	n=378		n1=194		n2=184		
Non	317	83,86	168	53,00	149	47,00	0,13 (1)
Oui	61	16,14	26	42,62	35	57,38	

(1) Test statistique de Chi2, (2) Test statistique de Student, * moyenne ± SD [IC a 95%]

Tableau V : Comparaison des caractéristiques du BISHOP en fonction de la voie d'accouchement *(analyse descriptive et uni-variée).*

		Analyse descriptive		Analyse uni variée				
		Patientes (n)	Pourcentage (%)	**VOIE BASSE**		**CESARIENNE**		p
				Patientes (n1=194)	Pourcentage (%)	Patientes (n2=184)	Pourcentage (%)	
Longueur col		n=378		n1=194		n2=184		
	Long	1	0,26	-	-	1	100,00	0,02 (1)
	Mi-long	6	1,59	1	16,67	5	83,33	
	Court	115	30,42	49	42,61	66	57,39	
	Effacé	256	67,72	144	56,25	112	43,75	
Consistance		n=378		n1=194		n2=184		
	Tonique	60	15,87	18	30,00	42	70,00	<0,001 (1)
	Mou	289	76,46	154	53,29	135	46,71	
	Souple	29	7,67	22	75,86	7	24,14	
Position du col		n=378		n1=194		n2=184		
	Postérieur	58	15,34	19	32,76	39	67,24	0,02 (1)
	Intermédiaire	5	1,32	2	40,00	3	60,00	
	Centré	277	73,28	151	54,51	126	45,49	
	Antérieur	38	10,05	22	57,89	16	42,11	
Sollicitation par le pôle fœtale		n=378		n1=194		n2=184		
	Mobile	42	11,11	7	16,67	35	83,33	<0,001 (1)
	Appliqué	283	74,87	148	52,30	135	47,70	
	Fixé	49	12,96	35	71,43	14	28,57	
	Engagé	4	1,06	4	100,00	-	-	
Dilatation du col à l'entrée en salle de naissance *		(n=378) 3,55 ± 1,36 [3,41 ; 3,69]		(n1=194) 4,04 ± 1,57 [3,82 ; 4,26]		(n2=185) 3,04 ± 0,82 [2,92 ; 3,16]		<0,001 (2)
	0	-	-	-	-	-	-	<0,001 (1)
	1-2	59	15,61	9	15,25	50	84,75	
	3-4	263	69,58	137	52,09	126	47,91	
	5-6	43	11,38	35	81,40	8	18,60	
	>6	13	3,44	13	100,00	-	-	

(1) Test statistique de Chi2, (2) Test statistique de Student, * moyenne ± SD [IC a 95%]

Tableau VI : Comparaison des caractéristiques du travail en fonction de la voie d'accouchement *(analyse descriptive et uni-variée).1/4*

	Analyse descriptive		Analyse uni variée				P
	Patientes (n)	Pourcentage (%)	**VOIE BASSE**		**CESARIENNE**		
			Patientes (n1=194)	Pourcentage (%)	Patientes (n2=184)	Pourcentage (%)	
Durée du travail en salle de naissance *	(n=377) 352,03 ± 175,09 [334,30 ; 369,76]		(n1=194) 300,90 ± 159,70 [278,22 ; 323,57]		(n2=183) 405,66 ± 174,87 [380,22 ; 431,09]		<0,001 (2)
<120	33	8,75	22	66,67	11	33,33	0,04 (1)
120-239	69	18,30	41	59,42	28	40,58	
240-479	187	49,60	96	51,34	91	48,66	
480-599	59	16,65	22	37,29	37	62,71	
>=600	29	7,69	13	44,83	16	55,17	
Durée de la phase active *	(n=358) 287,22 ± 147,61 [271,88 ; 302,56]		(n1=193) 251,11 ± 138,28 [231,48 ; 270,75]		(n2=165) 329,45 ± 147,37 [306,80 ; 352,10]		<0,001 (2)
<120	51	14,21	35	68,63	16	31,37	0,23 (1)
120-239	83	23,12	45	54,22	38	45,78	
240-359	117	32,59	61	52,14	56	47,86	
360-599	102	28,41	50	49,02	52	50,98	
>=600	6	1,67	3	50,00	3	50,00	
Durée entre le diagnostic de dilatation complète et la naissance *	(n=221) 77,36 ± 55,66 [70,01 ; 84,70]		(n1=192) 70,48 ± 50,78 [63,26 ; 77,71]		(n2=79) 119,93 ± 65,77 [95,81 ; 144,06]		<0,001 (2)
<30	62	27,68	43	69,35	19	30,65	0,74 (1)
30-59	42	18,75	28	66,67	14	33,33	
60-119	57	25,45	36	63,16	21	36,84	
>=120	63	28,13	38	60,32	25	39,68	
Péridurale	n = 378		n1=194		n2=184		
Non	33	8,73	22	66,67	11	33,33	0,06 (1)
Oui	345	91,27	172	49,85	173	50,15	
Dilatation de la pose d'APD *	(n = 344) 3,65 ± 1,20 [3,50 ; 3,80]		(n1=171) 4,00 ± 1,30 [3,85 ; 4,25]		(n2=173) 3,25 ± 1,00 [3,10 ; 3,40]		<0,001 (2)
0	-	-	-	-	-	-	<0,001 (1)
1-2	27	7,85	1	3,70	26	96,30	
3-4	256	74,42	123	48,05	133	51,95	
5-6	34	9,88	26	76,47	8	23,53	
>6	27	7,85	21	77,78	6	22,22	

(1) Test statistique de Chi2, (2) Test statistique de Student, * moyenne ± SD [IC a 95%]

Tableau VII : Comparaison des caractéristiques du travail en fonction de la voie d'accouchement *(analyse descriptive et uni-variée). 2/4*

	Analyse descriptive		Analyse uni variée				
	Patientes (n)	Pourcentage (%)	**VOIE BASSE**		**CESARIENNE**		P
			Patientes (n1=194)	Pourcentage (%)	Patientes (n2=184)	Pourcentage (%)	
Mode de rupture	n=374		n1=194		n2=181		
Spontanée	161	43,05	84	52,17	77	47,83	0,84 (1)
Artificielle	213	56,95	109	51,17	104	48,83	
Dilatation au moment de la rupture *	(n =369) 3,98 ± 2,03 [3,77 ; 4,19]		(n1=190) 4,68 ± 2,23 [4,36 ; 5,00]		(n2=179) 3,24 ± 1,49 [3,02 ; 3,46]		<0,001 (2)
0	-	-	-	-	-	-	<0,001 (1)
1-2	91	24,66	30	32,97	61	67,03	
3-4	155	42,01	72	46,45	83	53,55	
5-6	84	22,76	54	64,29	30	35,71	
>6	39	10,57	34	87,18	5	12,82	
Couleur du LA	n =376		n1=193		n2=183		
Clair	296	78,72	158	53,38	138	46,62	0,20 (1)
Teinté	59	15,69	24	40,68	35	59,32	
Méconial	21	5,59	11	52,38	10	47,62	
Durée d'ouverture de l'œuf *	(n =373) 393,71 ± 274,51 [365,72 ; 421,70]		(n1=194) 309,83 ± 225,05 [277,88 ; 341,79]		(n2=179) 484,15 ± 294,24 [440,75 ; 527,55]		<0,001 (2)
<120	41	10,99	30	73,17	11	26,83	<0,001 (1)
120-239	79	21,18	59	74,68	20	25,32	
240-479	146	39,14	70	47,95	76	52,05	
480-599	34	9,12	14	41,18	20	58,82	
600-839	38	10,19	14	36,84	24	63,16	
840-1199	31	8,31	6	19,35	25	80,65	
>=1200	4	1,07	1	25,00	3	75,00	
Stagnation en phase active	n =378		n1=194		n2=184		
Non	116	30,69	81	69,83	35	30,17	<0,001 (1)
1 épisode	171	45,24	81	47,37	90	52,63	
2 épisodes	71	18,78	26	36,62	45	63,38	
3 épisodes	20	5,29	6	30,00	14	70,00	
Utilisation tocométrie	n =378		n1=194		n2=184		
Non	241	63,76	174	72,20	67	27,80	<0,001 (1)
Oui	137	36,24	20	14,60	117	85,40	

(1) Test statistique de Chi2, (2) Test statistique de Student, * moyenne ± SD [IC a 95%]

Tableau VIII : Comparaison des caractéristiques de la direction du travail en fonction de la voie d'accouchement *(analyse descriptive et uni-variée). 3/4*

	Analyse descriptive		Analyse uni variée				
	Patientes (n)	Pourcentage (%)	**VOIE BASSE**		**CESARIENNE**		p
			Patientes (n1=194)	Pourcentage (%)	Patientes (n2=184)	Pourcentage (%)	
Utilisation d'ocytocine au cours du travail	n =378		n1=194		n2=184		
Non	91	24,07	67	73,63	24	26,37	<0,001 (1)
Oui	287	75,93	127	44,25	160	55,75	
Dilatation de la mise en place de l'ocytocine	n=344		n1=172		n2=172		
0	-	-	-	-	-	-	<0,001 (1)
1-2	27	7,85	1	3,70	26	96,30	
3-4	256	74,42	124	48,44	132	51,56	
5-6	50	14,53	37	74,00	13	26,00	
>6	11	3,20	10	90,91	1	9,09	
Situation SYNTO / APD	n=282		n1=125		n2=157		
Avant	17	6,03	4	23,53	13	76,47	0,07 (1)
Apres	265	93,97	121	45,66	144	54,34	
Situation SYNTO / RPM	n=284		n1=127		n2=157		
Avant	17	5,99	6	35,29	11	64,71	0,42 (1)
Apres	267	94,01	121	45,32	146	54,68	
Situation APD/ RPM	n=342		n1=171		n2=171		
Avant	200	58,48	107	53,50	93	46,50	0,12 (1)
Apres	142	41,52	64	45,07	78	54,93	
Débit maximum d'ocytocine (5UI/500CC) (en ml/H)	n=285		n1=142		n2=143		
12	34	11,93	17	50,00	17	50,00	0,97 (1)
24	41	14,39	22	53,66	19	46,34	
36	48	16,84	23	47,92	25	52,08	
48	46	16,14	24	52,17	22	47,83	
60	116	40,70	56	48,28	60	51,72	

(1) Test statistique de Chi2, (2) Test statistique de Student, * moyenne ± SD [IC a 95%]

Tableau IX : Comparaison des caractéristiques de la direction du travail en fonction de la voie d'accouchement. *(analyse descriptive et uni-variée).4/4*

	Analyse descriptive		Analyse uni variée				
	Patientes (n)	Pourcentage (%)	**VOIE BASSE**		**CESARIENNE**		p
			Patientes (n1=194)	Pourcentage (%)	Patientes (n2=184)	Pourcentage (%)	
Utilisation de boisson au cours du travail	n=378		n1=194		n2=184		
Non	348	92,06	178	51,15	170	48,85	0,81 (1)
Oui	30	7,94	16	53,33	14	46,67	
Mobilisation au cours du travail	n=378		n1=194		n2=184		
Non	141	37,30	69	48,94	72	51,06	0,47 (1)
Oui	237	62,70	125	52,74	112	47,26	
Utilisation de médecine douce au cours du travail	n=378		n1=194		n2=184		
Non	350	92,59	183	52,29	167	47,71	0,19 (1)
Oui	28	7,41	11	39,29	17	60,71	

(1) Test statistique de Chi2, (2) Test statistique de Student, * moyenne ± SD [IC a 95%]

Tableau X : Comparaison des éléments de surveillance du bien être fœtal en fonction de la voie d'accouchement. *(analyse descriptive et uni-variée).*

	Analyse descriptive		Analyse uni variée				p
	Patientes (n)	Pourcentage (%)	**VOIE BASSE**		**CESARIENNE**		
			Patientes (n1=194)	Pourcentage (%)	Patientes (n2=184)	Pourcentage (%)	
Anomalie du RCF	n =378		n1=194		n2=184		
Normal	115	30,42	80	69,57	35	30,43	<0,001 (1)
Suspect	163	43,12	96	58,90	67	41,10	
Pathologique	100	26,46	18	18,00	82	82,00	
Recours en 2ème intention pour la surveillance du bien être fœtale	n=378		n1=194		n2=184		
Aucun	275	72,75	178	64,73	97	35,27	<0,001 (1)
Saturométrie	39	10,32	5	12,82	34	87,18	
pH / lact au scalp	19	5,03	4	21,05	15	78,95	
PH + Sat	45	11,90	7	15,56	38	84,44	
Saturométrie fœtale (en %) *	(n=92) 30,46 ± 14,17 [27,53 ; 33,40]		(n1=14) 26,42 ± 11,83 [19,59 ; 33,26]		(n2=78) 31,19 ± 14,50 [27,92 ; 34,46]		0,24 (2)
<30	44	47,82	8	18,18	36	81,82	<0,001 (1)
30-40	18	19,56	4	22,22	14	77,78	
>40	30	32,60	19	63,33	11	36,67	
pH au scalp (en mmol/L) *	(n=51) 7,30 ± 0,07 [7,28 ; 7,32]		(n1=9) 7,27 ± 0,05 [7,22 ; 7,31]		(n2=42) 7,30 ± 0,07 [7,28 ; 7,32]		0,22 (2)
7,10-7,19	1	1,96	-	-	1	100,00	0,07 (1)
7,20-7,25	13	25,49	5	38,46	8	61,54	
>7,25	37	72,55	4	10,81	33	89,19	
Lactate au scalp (en mmol/L)	n=6		n1=0		n2=6		(3)
<4	2	33,33	-	-	2	100,00	
4-7	2	33,33	-	-	2	100,00	
>7	2	33,33	-	-	2	100,00	

(1)Test de Chi2, (2) Test statistique de Student, (3) Test de Fisher* moyenne ± SD [IC a 95%]

Tableau XI : Comparaison des caractéristiques de la naissance en fonction de la voie d'accouchement. *(analyse descriptive et uni-variée).*

	Analyse descriptive		Analyse uni variée				
	Patientes (n)	Pourcentage (%)	**VOIE BASSE**		**CESARIENNE**		p
			Patientes (n1=194)	Pourcentage (%)	Patientes (n2=184)	Pourcentage (%)	
Heure de naissance *	(n=378) 726,08 ± 401,78 [685,44 ; 766,71]		(n1=193) 692,93 ± 408,67 [635,07 ; 750,81]		(n2=184) 761,01 ± 392,47 [703,93 ; 818,10]		0,08 (2)
00H00-06H00	83	21,96	50	60,24	33	39,76	0,18 (1)
06H01-18H00	212	65,08	104	49,06	108	50,94	
18H01-23H59	83	21,96	40	48,19	43	51,81	
Jour	n=323		n1=139		n2=184		
Lundi	16	4,23	8	50,00	8	50,00	0,59 (1)
Mardi	69	18,25	39	56,52	30	43,48	
Mercredi	63	16,67	34	53,97	29	46,03	
Jeudi	53	14,02	21	39,62	32	60,38	
Vendredi	45	11,90	26	57,78	19	42,22	
Samedi	47	12,43	26	55,32	21	44,68	
Dimanche	37	9,52	17	47,22	19	52,78	
Jour férié	49	12,96	23	46,94	26	53,06	
Variété d'engagement	n=358		n1=192		n2=166		
OP	5	1,40	-	-	5	100,00	<0,001 (1)
OIGA	142	39,66	95	66,90	47	33,10	
OIGT	10	2,79	-	-	10	100,00	
OIGP	31	8,66	8	25,81	23	74,19	
OS	11	3,07	1	9,09	10	90,91	
OIDP	60	16,76	15	25,00	45	75,00	
OIDT	14	3,91	-	-	14	100,00	
IODA	85	23,74	73	85,88	12	14,12	
autres	4	1,12	-	-	4	100,00	
Rotation Manuelle	n= 76		n1=21		n2=55		
Réussi	49	64,47	4	8,16	45	91,84	<0,001 (1)
Echec	27	35,53	17	62,96	10	37,04	
Dégagement	n=189		n1=189		n2=0		
OP	183	96,32	183	100,00	-	-	
OS	6	37,50	6	100,00	-	-	

(1) Test statistique de Chi2, (2) Test statistique de Student, * moyenne ± SD [IC a 95%]

Tableau XII : Données relatives à la césarienne *(analyse descriptive)*.

	Patientes (n)	Pourcentage (%)
Mode d'accouchement		
Voie basse spontanée	136	*35,98*
Voie basse instrumentale	58	*15,34*
césarienne	184	*48,67*
Indication de la césarienne		
Stagnation	77	*41,84*
Anomalie du RCF	46	*25,00*
Stagnation et Anomalie du RCF	45	*24,45*
Non engagement	14	*7,61*
Autres	2	*1,09*
Dilatation à laquelle la césarienne est réalisée		
1	2	*1,10*
2	4	*2,20*
3	14	*7,69*
4	21	*11,54*
5	25	*13,74*
6	21	*11,41*
7	19	*10,44*
8	22	*12,09*
9	25	*13,74*
10	31	*16,85*
Statut du médecin prenant la décision de césarienne		
Praticien Hospitalier	43	*23,37*
Chef Clinique Assistant	115	*62,50*
Inconnu	26	*14,13*

Tableau XIII : Comparaison des caractéristiques néonatales en fonction de la voie d'accouchement *(analyse descriptive et uni-variée)*.

	Analyse descriptive		Analyse uni variée				P
	Patientes (n)	Pourcentage (%)	**VOIE BASSE**		**CESARIENNE**		
			Patientes (n1=194)	Pourcentage (%)	Patientes (n2=184)	Pourcentage (%)	
Sexe	n=377		n1=194		n2=183		0,18 (1)
Féminin	176	46,68	97	55,11	79	44,89	
Masculin	201	53,32	97	48,26	104	51,74	
Poids de naissance (gramme) *	(n=378) 3397,42± 439,45 [3353,97 ; 3441,86]		(n1=193) 3352,16 ± 402,56 [3295,16 ; 3409,17]		(n2=184) 3445,14 ± 471,66 [3376,53 ; 3514,74]		**0,04** (2)
<2500	6	1,59	1	16,67	5	83,33	**0,03** (1)
2500-2999	64	16,93	41	64,06	23	35,94	
3000-3499	157	41,53	82	52,23	75	47,77	
3500-3999	117	30,95	58	49,57	59	50,43	
>=4000	34	8,99	12	35,29	22	64,70	
Percentile du poids *	(n=378) 48,61 ± 26,75 [45,91 ; 51,32]		(n1=194) 47,26 ± 25,89 [43,59 ; 50,92]		(n2=184) 50,04 ± 27,63 [46,02 ; 54,06]		0,31 (2)
<10	37	9,79	14	37,84	23	62,16	**0,02** (1)
10-49	150	39,68	90	60,00	60	40,00	
50-90	159	42,06	78	49,06	81	50,94	
>90	32	8,47	12	37,50	20	62,50	
Apgar a 5 minutes	n=378 9,73±0,73 [9,65 ; 9,80]		n1=194 9,73±0,74 [9,63 ; 9,84]		n2=184 9,72±0,73 [9,61 ; 9,83]		0,85 (2)
5-7	12	3,17	7	58,33	5	41,67	0,73 (1)
8-9	51	13,49	24	47,06	27	52,94	
10	315	83,33	163	51,75	152	48,25	
pH au cordon (mmol/L) *	(n=358) 7,26 ± 0,07 [7,25 ; 7,26]		(n1=187) 7,26 ± 0,06 [7,25 ; 7,27]		(n2=171) 7,25 ± 0,07 [7,24 ; 7,26]		0,18 (2)
<7,00	2	0,56	2	100,00	-	-	0,42 (1)
7,00-7,09	4	1,11	3	75,00	1	25,00	
7,10-7,19	43	11,98	19	44,19	24	55,81	
7,20-7,29	197	54,87	103	52,28	94	47,72	
>=7,30	113	31,48	56	49,56	57	50,44	
Lactate au cordon (mmol/l) *	(n=342) 4,10 ± 1,87 [3,90 ; 4,29]		(n1=178) 4,14 ± 1,77 [3,88 ; 4,41]		(n2=164) 4,04 ± 1,98 [3,73 ; 4,35]		0,61 (2)
<4	190	55,56	96	50,53	94	49,47	0,59 (1)
4-7	127	37,13	68	53,54	59	46,46	
8-10	20	5,85	10	50,00	10	50,00	
>10	5	1,46	4	80,00	1	20,00	
Anomalies funiculaire	n=378		n1=194		n2=184		
Non	304	80,42	161	52,96	143	47,04	0,19 (1)
Oui	74	19,58	33	44,59	41	55,41	

(1) Test statistique de Chi2, (2) Test statistique de Student, * moyenne ± SD [IC a 95%]

DISCUSSION.

1. Discussion de la méthode.

1.1 Réalisation du travail de recherche.

Ce travail de fin d'études nous a permis de mesurer toute la dimension d'un travail de recherche. Dans l'intégration actuelle des études de sage-femme au système LMD (licence master doctorat), ce mémoire à toute sa place, avec l'ouverture à la recherche pour les sages-femmes.

Notre approche par la revue de la littérature a permis de mieux comprendre les facteurs pouvant influencer la réalisation d'une césarienne auprès des femmes à bas risque. Cette recherche bibliographique approfondie a permis une complémentarité avec l'enseignement abordé jusqu'alors.

L'étude quant à elle, est une réflexion préprofessionnelle sur la façon d'optimiser les chances d'accoucher voie basse pour une patiente entrant en travail et dont la sage-femme a la pleine responsabilité le jour J. Elle apporte un regard critique sur la façon de travailler. Ce sujet, au cœur même de la profession de sage-femme, nous a amené à réfléchir sur l'importance de la qualité des diagnostics posés et des conduites à tenir défini par les sages-femmes et les obstétriciens dans l'augmentation des césariennes.

1.2 La sélection des dossiers.

Notre sélection de dossier est restée uni centrique. Il aurait peut-être été intéressant de comparer différentes prises en charge de travail au travers de plusieurs établissements.

Par ailleurs, bien que des critères précis d'inclusion et d'exclusion aient été définis, il nous est difficile de garantir la sélection de patientes réellement à bas risque obstétrical. Et ceci d'autant plus que les définitions retrouvées dans la littérature ne sont pas univoques.

Après réflexion et analyse des résultats, nous avons le regret d'avoir également pris en compte les patientes pour lesquelles l'admission en salle de naissance s'est produite sur un travail avancé voire très avancé. Par exemple dans notre population 4 femmes sont arrivées en travail avec un fœtus engagé dans le bassin. Ce signe clinique permet de garantir à la patiente une naissance par voie basse. Cela se confirme dans nos résultats, elles ont toutes les quatre accouchées voie basse. Chez ces femmes la surveillance du travail n'a donc pas été optimum, et il nous est impossible de savoir s'il y a eu des ARCF pendant le travail ou si elle a stagné. Nous aurions dû ajouter un critère d'exclusion avec une dilatation à l'admission au-dessus de laquelle nous aurions exclu le dossier de l'étude.

Ce travail chronophage, limité dans le temps, ne nous a pas permis de réaliser un nombre plus important de dossiers. Un effectif plus conséquent aurait apporté une confiance plus importante aux résultats statistiques.

2. Discussion des résultats.

Le **taux de césarienne** de notre population à bas risque est **de 15,43%**. Comme nous l'avons vu, le risque de césarienne chez une femme à bas risque est estimé à 7% (16). Toutefois, ce chiffre avait été défini en 2001. Bien que cela fasse près de 10 ans, nous ne voyons pas de raisons pour lesquelles ce risque serait majoré actuellement. En ce sens nous pouvons vraiment s'étonner du taux de notre étude.

A l'analyse de nos résultats, nous avons relevé des différences significatives entre nos deux populations mais aussi des facteurs de risque de césarienne. Toutefois, ces facteurs n'ont pas de connotation causale : ils ne sont ni des causes nécessaires, ni des causes suffisantes pour la réalisation d'une césarienne.

Nous avons utilisé ces chiffres, comparativement à la littérature, pour tâcher de répondre à notre hypothèse de départ qui était :

Il existe des facteurs prédictifs d'accouchement par césarienne. Ceux-ci pouvant être distingués sur 3 niveaux : **le profil maternel, les données pré-partum, les éléments per-partum.**

2.1 Profil maternel.

Alors que nous nous attendions à retrouver des différences significatives dans le profil de la population, hors aucun élément ne ressort.

- Dans notre étude, les femmes de chacun des groupes ont sensiblement le même âge. Ainsi nous ne retrouvons pas les mêmes résultats que Baureau en 2003 qui retrouvait une relation linéaire entre l'augmentation de l'âge maternel et l'augmentation du taux de césariennes (16). Cependant notre étude s'est intéressée uniquement aux primipares contrairement à l'étude de 2003 et nous avons également exclu les femmes de plus de 35 ans. Hors ces deux éléments sont reconnus comme des facteurs de risque de césarienne.

Nous ne retrouvons pas de différence significative entre nos deux populations concernant la taille, et l'indice de masse corporel (IMC). Nous observons même une tendance inverse à ce que nous aurions pu attendre. Effectivement, les femmes de la population voie basse ont une IMC en début de grossesse supérieur à celui des femmes de la population césarienne. Mais elles prennent en moyenne moins de poids que les femmes césarisées, et le O'sullivan est inférieur à celui des femmes césarisées (sans pour autant qu'il y ait de différence significative). Notre étude ne peut donc conclure quant au fait que l'IMC puisse être un facteur de risque de césarienne.

Cela est probablement dû au fait que les patientes obèses ou en obésité morbide ont été exclues de notre étude. Or Roman montre que c'est pour de tels IMC qu'une corrélation avec le risque de césarienne existe, puisqu'elles présentent plus fréquemment des pathologies gravidiques (94).

- L'origine ethnique de la patiente ne semble pas non plus intervenir de façon significative dans le pronostic obstétrical. Cependant nous constatons dans la répartition, que les femmes européennes sont majoritairement accouchées voie basse, alors que pour les autres ethnies, la tendance est à la césarienne. Il est étonnant de remarquer que 5 femmes sur les 6, mesurant plus d'1,80 mètre sont européennes! Toutefois, le croisement des deux variables ne ressort pas de différence significative (p=0,31 annexe IV tableau A)

- Nous avons retrouvé de façon significative (p=0,05) que le **tabagisme maternel,** est néfaste sur le pronostic obstétrical, lorsque la consommation déclarée en début de grossesse est ≥ à 10 cigarettes par jour. Il aurait peut-être était intéressant de relever dans les dossiers la consommation en fin de grossesse, pour voir si celle-ci a une influence sur le mode d'accouchement. Notre discours auprès des femmes sur le tabac au cours de la grossesse doit subsister et l'accompagnement des fumeuses doit être systématiquement proposé. Agir en amont de la grossesse pourrait peut-être avoir un effet protecteur quant à la réalisation de césarienne. L'arrêt du tabac est à promouvoir puisque source de nombreux bénéfices pour la santé.

- Par contre, contre toute attente, il ressort de façon significative (p=0,03) que la **multigestité** (≥3) est un item lié à un meilleur pronostic obstétrical. Dans la littérature, nous n'avons retrouvé aucune étude associant la gestité au risque de césarienne.

Notre population césarienne semble donc différer sur la gestité et le tabagisme maternel.

2.2 Facteurs pré-partum.

- L'analyse multivariée montre nettement que le diagnostic clinique de **bassin anormal,** est un facteur de risque de césarienne. Cela multiplie le risque par 9,4 versus un bassin cliniquement normal.

Ce facteur de risque avait déjà était mis en évidence dans les césariennes pour non engagement à dilatation complète (10,11, 28).

Toutefois, notre résultat est peut-être biaisé du fait de la définition donnée à « anormal ». Nous avons considéré que le bassin était anormal, si cette appellation avait été spécifiquement codée dans le dossier AUDIPOG. Mais aussi lorsque des anomalies cliniques étaient notées par la sage-femme ou l'obstétricien. Il s'agit donc d'un diagnostic subjectif. Aucune des patientes de notre étude n'a bénéficié d'une radiopelvimétrie, permettant réellement d'établir ce diagnostic. De plus, bien souvent cette précision a été retrouvée au dos du partogramme, lorsqu'il existait une stagnation de la dilatation. Effectivement il s'agit d'une indication à réaliser cet examen, et celui-ci est d'autant plus aisé que la patiente bénéficie le plus souvent d'une APD.

Toutefois, il est indispensable au cours de la grossesse d'en faire le diagnostic. Dans notre étude, nous regrettons l'absence de cet examen clinique pour plus de la moitié de notre population (57,67%). Ainsi une anomalie clinique, constatée lors d'une consultation prénatale, doit nécessairement être consignée dans le dossier médical de la patiente. Mais cela ne doit pas entraîner d'examens complémentaires abusifs, ni faire craindre aux équipes une dystocie mécanique. Pourtant dans notre étude, lorsque le bassin a été cliniquement étiqueté anormal, 87,50% des femmes sont césarisées.

Thubisien, en 1993, a publié un travail randomisé auprès de deuxièmes pares ayant un utérus cicatriciel pour stagnation de la dilatation en phase active (101). Il retrouve que 42% des femmes sans radiopelvimétrie ont accouché par les voies naturelles contre 16 % des femmes avec radiopelvimétrie (p=$0,0001$). Or, plus de la moitié (33/60) des accouchées voies basses sans radiopelvimétrie avaient en fait un bassin rétréci. Marpeau affirme que la radiopelvimétrie considérée isolément paraît souvent incapable de fournir une explication à la réalisation d'une césarienne pour stagnation de dilatation. Les dimensions du détroit supérieur, mesurée par la radiopelvimétrie, sont normales dans la grande majorité des cas (78).

D'après nos croisements, la dystocie responsable de la césarienne ne peut non plus être expliquée par les mesures fœtales puisqu'à chaque fois que le bassin est anormal cliniquement, la mesure échographique du périmètre céphalique est, elle, normale (entre le 10°p et le 90°p). (annexe V tableau B)

- La **biométrie fœtale** réalisée lors de l'échographie obstétricale du troisième trimestre semble avoir toute sa place dans le pronostic obstétrical.

Les régressions statistiques montrent que lorsque le PC est supérieur au 95°percentile cela majore le risque de césarienne de 8,4. Or nous remarquons que seulement 30% des fœtus ayant un PC > 95°percentile, sont macrosomes (annexe V tableau C). Mais cette valeur n'est peut-être pas représentative puisque seulement 10 fœtus avaient une mesure > 95°percentile. Il aurait été intéressant de relever dans les dossiers la mesure du périmètre crânien de l'enfant pour établir une corrélation avec les valeurs anténatales. Ainsi nous aurions peut-être pu essayer de comprendre pourquoi le PC > 95°p ressort comme facteur de risque de césarienne, alors que les enfants ne sont pas macrosomes. Ont-ils un périmètre crânien supérieur aux autres, sans pour autant être macrosomes ?

La mesure du périmètre abdominal est en moyenne supérieure dans la population césarienne, sans pour autant qu'il y ait de différence significative. Toutefois, pour un PA > au 95° percentile le risque de césarienne est majorée (p=0,04). Nous pouvons remarquer que 85,71% des enfants ayant un PA > au 95° percentile pèsent plus de 3,5 kg. (annexe V tableau D) mais seulement 46,15 % sont macrosomes (annexe V tableau E).

Dans notre étude, nous constatons que les enfants nés par césarienne pèsent significativement plus lourds que les enfants nés par voie basse. En ce sens, la corrélation des mesures échographiques avec une éventuelle macrosomie est intéressante à regarder. Le modèle commun de régression statistique met en évidence le fait qu'un nouveau-né de plus de 4000g soit un facteur de risque de césarienne (p=0.022 annexe III, tableau V).

La dystocie mécanique étant souvent un diagnostic rétrospectif avec la découverte parfois fortuite d'un nouveau-né macrosome, il convient donc à la sage-femme, de prendre en compte la biométrie du troisième trimestre dans la gestion du travail.

- La **mesure de la HU** doit être prise de façon fiable car elle peut être prédictive d'un accouchement par voie basse et notamment lorsque sa mesure est inférieure à 33 cm. L'analyse multivariée montre qu'il s'agit d'un élément protecteur face au risque de césarienne. 80,21% des femmes pour lesquelles la mesure est < 33 cm, ont un nouveau-né de moins de 3,5 kg (annexe VI tableau F). La corrélation entre la HU et le poids de naissance a son importance d'autant plus que l'analyse multivariée insiste en montrant que la naissance d'un enfant pesant entre 2500g et 3000g est protecteur face au risque de césarienne. Cependant une HU < 33cm, ne prédit en rien la naissance d'un hypotrophe puisqu'ils sont 86,64% à ne pas l'être (annexe VI tableau G).

Nous constatons que l'examen clinique du bassin, la biométrie fœtale du troisième trimestre (PC et PA), la mesure de la HU ont une valeur prédictive du pronostic obstétrical.

2.3 La prise en charge du travail.

Notre étude met en avant des différences significatives entre les deux populations selon **le terme** de l'accouchement (p=0,01). La mise en travail dans la 42ème SA peut presque être considéré comme un facteur de risque de césarienne (p=0,068). Nous pouvons remarquer que la fréquence des RCF pathologiques, est plus importante pour des naissances dans la 42°SA (annexe VI tableau H). Cela vient du fait d'une probable sénescence placentaire, altérant les échanges materno-fœtaux et entrainant une hypoxie fœtale. Par ailleurs cette même tendance à la césarienne existe pour les naissances dans la 38°SA. Hors cette fois le fonctionnement placentaire est tout à fait satisfaisant. L'hypothèse d'un fœtus plus fragile, supportant difficilement le travail, est à émettre, même si les résultats ne sont pas dans notre étude significatifs (p=0,21 annexe VI tableau I).

- Le **mode d'admission** en salle de naissance semble être un des facteurs les plus déterminants quant au pronostic du mode d'accouchement. Le fait de diriger le travail multiplie par 6,8 le risque d'avoir une césarienne en cours de travail, et ceci d'autant plus que les membranes sont rompues (90,48% de césariennes). Ce résultat est surprenant, puisque l'objectif de la direction du travail est d'avoir toujours un « coup d'avance » pour maintenir l'eutocie du déroulement du travail.

Les patientes césarisées sont admises en salle de naissance avec un **score de Bishop** significativement inférieur à celui des femmes qui ont accouché voie basse. De plus, comme Thoulon nous retrouvons qu'une présentation céphalique haute, aggrave le pronostic obstétrical (p<0,001) (10). Dans cette situation 83,33 % des femmes sont césarisées.

Dans 50% des cas la direction du travail a eu lieu suite à une dystocie de démarrage. (annexe VI tableau J). Il ne semble pas favorable de diriger le travail, mais parfois il s'agit de la seule alternative lorsque tous les moyens semblent déjà avoir été utilisés. La question alors à se poser et de savoir s'il ne faut pas différer dans le temps les moyens préalablement utilisés pour éviter une direction du travail ou une admission en salle de naissance trop précoce avec un Bishop peu favorable. Le but serait alors de faire gagner du temps à la patiente, et de laisser le temps d'une maturation suffisante du col avant le passage en salle de naissance ; mais il n'est pas toujours aisé de faire ce travail lorsque la patiente doit conjuguer avec la douleur et supporte mal les CU. La préparation à la naissance peut alors être un moyen pour les femmes de mieux appréhender la douleur pour la tolérer plus longtemps et permettre à l'équipe d'accompagner la femme sans avoir recours à l'utilisation de dérivés morphinique. Les chances d'accoucher voie basse s'améliorent lorsque la patiente est admise avec un col dilaté au minimum à 3 cm.

Notre étude nous fait réfléchir sur la direction du travail. Il semble indispensable, de diriger avec parcimonie le travail, uniquement lorsque l'indication est bien posée. Cette décision doit être prise en concertation avec l'obstétricien de garde.

Un terme ≥ 41 SA, un travail dirigé suite à un bishop défavorable semble être de mauvais pronostic et ce d'autant plus que les membranes sont rompues à l'entrée en travail

- D'autres part, notre étude ressort comme situation à risque **la pose d'une APD** avant 3 cm de dilatation, multipliant alors par 3 le risque initial de césarienne.

Cela correspond aux directions du travail, où les équipes tentent dans un premier temps de soulager la patiente. Nos résultats sont impressionnants puisque lorsque l'APD est posée avant 3 cm, 96,30% des femmes sont césarisées.

Cependant en regardant le détail, nous ne remarquons pas de lien avec une augmentation des fréquences des stagnations de la dilatation en phase active, mais plutôt l'inverse. Lorsque l'APD est posée avant 3 cm, nous observons une plus grande proportion de femmes n'ayant pas stagnées en phase active, comparativement à des APD posées plus tardivement (annexe VII tableau K). Or il existe une proportion de femmes, qui a bénéficié d'une APD précoce, mais césarisée avant d'entrer en phase active du travail, ce qui donne cette fausse impression que l'APD précoce pourrait protéger des stagnations en phase active.

Nous remarquons en parallèle que la fréquence des RCF pathologiques est nettement augmentée (annexe VII tableau L). Cela explique ce taux important de césariennes. Posée dès 3 cm de dilatation, la proportion de femmes ayant un RCF pathologique est moindre (20% versus 63,04% avant 3 cm).

Il convient alors de ne pas mettre en place trop précocement l'APD et d'avoir recours à d'autres alternatives permettant alors de temporiser le moment de mise en place de l'APD.

- Il ressort de l'analyse univariée que le moment de **rupture de la poche des eaux** est plus précoce dans la population césarienne.

Nous constatons que lorsque la rupture de la poche des eaux est réalisée avant 3cm de dilatation, la proportion de femmes à ne pas stagner en phase active est augmentée (37,38%) (annexe VIII tableau R). Ceci est en corrélation avec l'étude de Frazer qui va même jusqu'à dire que la RAPDE raccourcit la durée du travail chez la primipare (36). Toutefois il faut prendre en considération le fait qu'une part des femmes ayant une rupture de la poche des eaux précoce ont été césarisées avant même d'entrér en phase active du travail.

Cependant les ruptures avant 3 cm de dilatation, sont plus pourvoyeuses d'ARCF sévères (36,44% versus 18,69% lorsque la rupture a lieu après 4 cm) (annexe IV tableau S). Frazer décrit ces ARCF comme étant des ralentissements variables et tardifs. (40)

Il apparaît dans nos résultats que rompre à partir de 5 cm de dilatation optimise les chances d'accoucher voie basse.

- Un autre point fort de notre étude est la corrélation directe entre **la dilatation à laquelle le syntocinon® est initié** et le risque de césarienne.

75,39% des femmes ont reçu des ocytociques en cours de travail, bien que le CNGOF recommande de ne pas les utiliser systématiquement, nous constatons ici qu'ils le sont pour les patientes de notre étude (134). Or dans notre population seulement 14,03 % des femmes avait un travail dirigé. Il est vrai que l'utilisation de cette hormone a d'autres intérêts : pour tenter de faire tourner une variété postérieure ou pour faire face à une stagnation de la dilation par hypocinésie d'intensité ou de fréquence des CU. Mais son indication doit être justifiée car cet outil thérapeutique peut être iatrogène.

L'analyse multivariée (annexe III) montre qu'il est protecteur de débuter les ocytociques au-delà de 4 cm.

Toutefois, l'administration précoce semble protéger des stagnations (annexe VII tableau M). Mais il s'agit d'une interprétation biaisée puisqu'il existe une proportion de patiente césarisée avant d'entrer en phase active et donc avant d'avoir l'occasion d'y stagner.

Nous pouvons noter dans notre étude que 34 foetus sur 287 (11,84%), dont les mères ont reçu des ocytociques pendant le travail, ont présenté des ARCF sévères ayant nécessité un arrêt définitif ou temporaire des ocytociques pour la suite du travail. Effectivement le syntocinon® peut être responsable d'hypertonie utérine ou d'hypercinésie de fréquence et/ou d'intensité qui peut secondairement entraîner des ARCF. Toutefois nos résultats ne montrent pas de différence significative (p=0,28 annexe VIII tableau P) entre le débit maximum de syntocinon® et la survenue d'ARCF

Lorsque le syntocinon® a été administré avant 3 cm, l'indication principale des césariennes est pour ARCF (annexe VII tableau N). Lorsqu'il est initié après 4 cm, la proportion de RCF pathologiques est moindre (annexe VIII tableau O). Il semble donc préférable d'administrer les ocytociques au-delà de 4cm de dilatation.

- La suspicion d'hypoxie fœtale est une indication de césarienne.

Dans notre population, 69,58% des RCF ne sont pas strictement normaux. Seules 27,24% des femmes ont bénéficiées d'une surveillance du bien être fœtale de deuxième intention. Or, Bloom affirme que la suspicion d'asphyxie fœtale survient que chez 7% des femmes en travail (17). Nous devons insister sur cette notion auprès des couples en salle de naissance qui sont inquiets quant à la mise en place de ces dispositifs de surveillance et soucieux du bien-être de leur enfant à naître. Dans notre étude, les valeurs de la saturomètrie ou des lactates, sont rassurantes dans 1/3 des cas et pour 72,55% des pH au scalp, permettant alors de poursuivre le travail. Et quand des valeurs pathologiques sont retrouvées, avec ces moyens de deuxième intention, cela n'entraînent pas systématiquement la réalisation d'une césarienne.

Dans notre étude 25% des femmes sont césarisées pour suspicion d'hypoxie, ces valeurs sont en rapport avec ceux de Alfirevic et Impey qui retrouvent 20-25% de césariennes pour suspicion d'asphyxie fœtale (lorsque celle-ci est basée sur l'ERCF) dans une population à bas risque (12,62).

Mais l'extraction en urgence, ne semble pas pour autant avoir un bénéfice néonatal. Même si en moyenne le pH et l'apgar à 5 minutes de vie des enfants nés par césarienne sont inférieurs aux autres nouveau-nés, il n'y a pas de différence significative entre nos deux populations. Toutefois nous constatons une corrélation entre la sévérité des ARCF et la proportion de nouveau-nés ayant un pH < 7,25 mmol/L (annexe VIII tableau Q p=0,03).

- Notre étude multivariée retrouve que lorsque le fœtus se présente en **variété postérieure,** le risque de césarienne est majoré par 8,6 (annexe III).

En effet 82,35% (p=0,01 annexe IX tableau T) des femmes présentant un fœtus en variété postérieure stagnent en phase active du travail. De plus, 50% des femmes césarisées pour stagnation ou non engagement à dilatation complète ont un fœtus en variété postérieure (annexe IX tableau U). Marpeau retrouvait lui 60% de présentations postérieures au moment de la césarienne (78).

Pour contraindre un fœtus en variété transverse ou postérieure à se placer en variété antérieure, plusieurs moyens peuvent être mis en œuvre : utilisation d'ocytociques, mobilisation maternelle (pas de différence significative entre les deux groupes), la rotation manuelle. Nos chiffres sont sur ce point surprenants.
Nous constatons que la réussite d'une rotation manuelle entraîne malgré tout la réalisation d'une césarienne dans 91,84%, alors que l'échec est favorable dans 62,96% à un accouchement par voie basse. Des anomalies du RCF ou une procidence du cordon peuvent apparaître consécutivement à la manœuvre de rotation manuelle.

Par ailleurs, notre étude dénombrait 91 fœtus en variété postérieure et 24 en variété transverse, et seulement 6 sont nés en occipito-sacré, alors que seulement 49 manœuvres ont été réussies. Mais il faut tenir compte qu'une majorité des femmes avec un fœtus en variété postérieure ont été césarisées, pour stagnation ou non-engagement, en restant donc en variété postérieure. Et probablement que l'autre part des fœtus en variété postérieure à l'engagement ont spontanément effectué une rotation dans l'excavation pelvienne. De façon surprenante nous constatons que les 24 variétés transverses ont toutes été césarisées.

La rotation manuelle est peut-être à remettre en question face au caractère souvent inutile et iatrogène qu'elle semble présenter. La mobilisation maternelle avec l'installation de la patiente à quatre-pattes ou en décubitus latéral avec hyper flexion de la hanche peuvent être des solutions alternatives à envisager et à développer pour faire tourner une variété postérieure (122).

La prise en charge du travail est différente entre nos deux groupes et des situations plus à risque que d'autres semblent avoir ici été identifiées :
- **Poser l'APD avant 3 cm de dilatation,**
- **Débuter le syntocinon avant 4 cm,**
- **Avoir un fœtus en variété postérieure.**

3. Quelles pratiques professionnelles adopter ?

Ce travail de recherche apporte un regard critique préprofessionnel sur la façon de pratiquer l'obstétrique. Nous pouvons à présent avoir une réflexion autour de deux axes pour tenter de ne pas majorer le risque de césarienne chez les primipares en cours de travail.
- Doit-on diminuer les directions précoces de travail ?
- Doit-on gérer autrement les dystocies ?

3.1 L'objectif est-il de diminuer les directions du travail?

Nous avons vu nettement dans notre étude que la direction du travail, sur un col probablement insuffisamment mûr, transforme le bas risque en situation à risque.

Les situations cliniques, où une direction précoce du travail est envisagée, doivent donc être discutées au cas par cas et en binôme avec l'obstétricien de garde. De plus le respect de certaines conditions est nécessaire avant d'envisager une direction du travail :

- La patiente doit être en travail.
- Les conditions locales du col doivent être favorables par l'évaluation du score de Bishop (annexe II).

La difficulté est alors pour les équipes de différer l'admission en salle de naissance. Il s'agit d'un point sur lequel les sages-femmes sont en première ligne et sur lequel nous devons agir. Pour se faire, le rôle de la sage-femme est donc de savoir accompagner la femme et l'encourager à gérer sa douleur. Ainsi nous pouvons les aider à trouver une installation confortable ou ludique, revoir les techniques de respiration, proposer un bain, un massage, ou encore pratiquer la sophrologie ou l'acupuncture.

Toutes ces pratiques déjà utilisées doivent probablement être renforcées. La récente ouverture en 2009 au CHU de Rouen des salles de naissances « nature » et « zen », vont dans ce sens.

Dans le code de déontologie des sages-femmes, la sage-femme est définie comme une personne qui surveille, soigne et conseille les femmes pendant la grossesse, l'accouchement et le post-partum (143). Nous devons ainsi prendre le temps d'expliquer aux femmes l'intérêt de ce temps à gagner avant de les admettre en salle de naissance. Conscients de la difficulté à faire accepter ce message en début de travail, il doit donc être idéalement anticipé en anténatal au cours notamment des séances de préparation à la naissance.

Cette gestion permettrait de diminuer le nombre de direction précoce du travail afin de ne pas être trop interventionniste en début de travail. Ainsi la mise en place de l'APD serait probablement moins précoce (OR=3.14 avant 3cm de dilatation) et l'administration des ocytociques pourraient commencer, si nécessité, après 4 cm de dilatation (OR=0.45 après 4cm de dilatation)

La direction du travail offrant peu de bénéfice à titre systématique, elle doit rester le traitement d'une dystocie (36,38).

3.2 L'objectif est–il d'essayer de diminuer les césariennes pour dystocie?

Pour finir, nous voulons revenir sur la fréquence importante de césarienne pour dystocie dans notre étude: 41,84% des femmes sont césarisées pour stagnation de la dilatation, 7,61% des femmes sont césarisées pour non-engagement à dilatation complète, et 24,45% sont césarisées pour le double motif de : stagnation et ARCF. Il s'agit de l'indication la plus fréquente de césarienne dans notre étude ; point sur lequel nous pouvons peut être intervenir.

Comme nous l'avons vu précédemment, la stagnation reflète souvent autre chose que la disproportion. Marpeau montre que les deux tiers des femmes antérieurement césarisées pour stagnation de la dilatation peuvent par la suite accoucher par les voies naturelles d'enfants au moins aussi gros (78).

Effectivement la dystocie est généralement d'ordre **dynamique.** L'étude de Garber retrouve une insuffisance de dynamique utérine dans 81 % des cas de stagnation en phase active du travail (56). Notre étude montre que dans 73,33% des cas, lorsque les femmes sont césarisées pour dystocie, les doses de syntocinon® sont >= 60 ml/h (annexe IX tableau V). Nous avons ici le reflet de l'insuffisance de la dynamique utérine.

Devant une stagnation de la dilatation cervicale, le fait de poser systématiquement une tocométrie interne a peut-être son intérêt ; Ainsi nous pouvons mettre en évidence l'étiologie de la stagnation par hypocinésie d'intensité. Mesurant en continu l'intensité utérine, il est alors possible de voir l'impact d'une correction par ocytociques. De plus, la tocométrie interne est un élément de surveillance pouvant être utile si l'on envisage d'utiliser des quantités importantes de syntocinon®, pour faire face à cette dystocie dynamique.

D'autre part, la dystocie peut être d'un autre ordre.

Beaucoup d'auteurs décrivent également, en cas de stagnation en phase active du travail un nombre élevé de présentations postérieures persistantes responsables d'une dystocie **mécanique** (44). La présentation en variété occipito-iliaque droite postérieure (OIDP) est retrouvée dans 30 à 45% des variétés du sommet et l'occipito-iliaque gauche postérieure (OIGP) représente 6 % des présentations du sommet (4). Bien que la fréquence des variétés postérieures soit moindre que celle des variétés antérieures, il est indispensable d'en faire le diagnostic.

Il est du devoir de la sage-femme de pouvoir garantir avec certitude la variété de présentation des fœtus. Le diagnostic est avant tout clinique. Il passe par la palpation des faces latérales de l'utérus permettant d'appréhender le côté du dos fœtal à travers la paroi maternelle. Le diagnostic de variété de présentation se fait par le toucher vaginal (7). L'acquisition de cette dextérité aux cours des études de sage-femme est alors indispensable. Nous devons en ce sens encourager les étudiants à rechercher les sutures de la boite crânienne fœtale. Toutefois, lorsque subsiste une incertitude clinique, l'utilisation « facile » de l'échographe permet, par la visualisation des globes oculaires, de confirmer le diagnostic, notamment d'une variété postérieure.

La précocité du diagnostic permet de mettre en place des outils, autre que la rotation manuelle, pour aider au changement de variété de présentation.

Favoriser la mobilisation maternelle pendant le travail est alors un moyen à encourager en salle de naissance. De plus, les femmes aujourd'hui plus passives qu'autrefois, du fait du confort apporté par l'APD, se sentent parfois désemparées /peu impliquées dans leur accouchement.

Améliorer la dynamique utérine en renforçant la contractilité utérine peut aussi avoir ici tout son intérêt, pour contraindre le fœtus à tourner.

Ainsi les évènements du travail tels que la dynamique utérine et la variété de la présentation conditionnent probablement les indications de césariennes plus souvent que la taille du bassin dans les césariennes pour stagnation.

Comme nous venons de le voir, il s'agit de deux éléments sur lesquels les équipes du bloc obstétrical ont les moyens d'agir. Pour tenter peut-être de limiter l'incidence des césariennes pour dystocie.

CONCLUSION.

Actuellement en France plus d'une naissance sur 5 est réalisée par césarienne. Cette évolution récente a touché toutes les indications de césarienne et a concerné aussi bien les femmes à haut risque que les femmes à bas risque obstétrical.

Il s'agit d'une situation préoccupante car les césariennes sont associées à une augmentation de la mortalité et la morbidité maternelle, surtout lorsqu'elle est réalisée pendant le travail. De plus, elle est liée à une augmentation de la morbidité respiratoire chez le nouveau-né et également à une augmentation des risques pour les grossesses suivantes.

Le but de notre étude était d'identifier les facteurs prédictifs influençant le risque de césarienne en cours de travail auprès des femmes à bas risque.

Nous avons mis en évidence des facteurs protecteurs en pré-partum (HU < 33 cm), et en per-partum (administration d'ocytocique après 4 cm).

Par ailleurs, nous avons retrouvé des facteurs liés au risque de césarienne en pré-partum (bassin cliniquement anormal, périmètre céphalique > 95°p), per-partum (direction du travail, APD < 3 cm, variété postérieure) et en post-partum (poids de naissance > 4000 grammes).

Certains facteurs identifiés sont directement liés aux pratiques professionnelles des sages-femmes. Nous sommes donc en première ligne pour éviter de transformer une situation à bas risque en situation à risque. Ainsi, nous éviterons peut-être de concourir à l'augmentation des césariennes chez les primipares à bas risque.

Pour cela, il convient d'optimiser les moyens que nous avons en notre possession pour éviter de diriger précocement le travail. Cela va permettre de diminuer, en partie, les situations de dystocies en cours de travail, indication majoritaire de césarienne.

Toutefois lorsqu'une dystocie du travail survient une question reste posée : Une correction plus « agressive » et plus prolongée de la dynamique utérine apporterait-elle un bénéfice ? Certains l'ont démontré, et cette pratique n'aurait aucune conséquence délétère pour la mère et son enfant (113).

REFERENCES BIBLIOGRAPHIQUES.

Livres :

1. BLONDEL B., GOFFINET F., BREAT G. – Evaluation des soins en obstétrique pour une pratique fondée sur les preuves – Paris - Masson - 2001 - 281 pages

2. BOOG G. - étude du service de gynécologie-obstétrique du CHR de Nantes: place de la détermination de l'équilibre acido-basique - 25ème journée nationale de médecine Périnatale - Paris - Ed Librairie Arlette 1995 - pages 97 à 116

3. CHEVALLIER G – La césarienne, une autre naissance- Paris-Horay-2004-61 pages

4. LANSAC J., MAGNIN G. – Obstétrique Collection Pour le praticien – Paris - Masson – 2008 – 497 pages

5. MATHAI M., SANGHVI R. - Prise en charge des complications de la grossesses et de l'accouchement Guide destiné à la sage-femme et au médecin – Genève – OMS – 2004 – 408 pages

6. MENEUX E. – L'accouchement par césarienne – Paris – Masson – 2002 – 68 pages

7. MERGER R., LEVY J., MELCHIOR J. – Précis d'obstétrique – Paris – Masson – 2001 – 583 pages

8. ODENT M. – Césariennes : questions, effets, enjeux Alerte face à la banalisation – Barret-sur-Méouge – Le Souffle d'Or-2005-183 pages

9. RACINET C. – La césarienne – Paris - Sauramps médical – 2002 - 479 pages

10. THOULON J –M. – La surveillance du travail – Paris- Masson – 2003 – 361 pages

Articles :

11. ALEXANDER JM., LEVENO KJ., ROUSE DJ. – Comparaison of maternal and infant outcomes from primary cesarean delivery during the second compared with first stage of labor. - « Obstet Gynecol » – 2007- volume 109 – n°4 – pages 917 à 921.

12. ALFIREVIC Z., DEVANE D., GYTE GM. - Continuous cardiotocography (CTG) as a form of electronic fetal monitoring (EFM) for fetal assessment during labour. - « Cochrane Database Syst Rev » - 2006 – volume 3 – n°3 - CD006066.

13. AMER-WAHLIN I., HELLSTEN C., NOREN H., et al. - Cardiotocography only versus cardiotocography plus ST analysis of fetal electrocardiogram for intrapartum fetal monitoring: a Swedish randomised controlled trial. - « Lancet » - 2001 – volume 358 – n°9281 - pages 534 à 538.

14. AMU O., RAJENDRAN S., BOLAJI II. – Should doctors perform an elective caesarean section on request ? Maternal choice alone should not determine method of delivery - «British Medical Journal» - 1998 – volume 317 – n° 7156 – pages 463 à 465

15. ANANTH CV., SMULIAN JC., VINTZILEOS AM. – The association of placenta previa of caesarean delivery and abortion: a metaanalysis - « Am J Obstet Gynecol » - 1997 – volume 177 – pages 1071 à 1078

16. BAUREAU D., BUISSON G.– la pratique des césariennes : évolution et

variabilité entre 1998 et 2001- « Etudes et Résultats »- 2003- volume 31 – n° 11 – pages 964 à 968

17. BLOOM, SPONG, THOM E, et al.- Fetal pulse oximetry and cesarean delivery. « N Engl J Med » - 2006 – volume 55 – n°21 – pages 2195 à 2202

18. BOTTOMS SF., HIRSCH VJ., SOKOL RJ. - Medical management of arrest disorders of labor: a current overview. « Am J Obstet Gynecol » - 1987 – volume 156 – n°4 – pages 935 à 939.

19. BREAT G., BOUVIER-COLLE M-H. – Les morts maternelles en France- «INSERM ed 1994» - volume 1994 – pages 39 à 48

20. BRETELLE F., LE DU R., - Surveillance fœtale continue ou discontinue, télémétrie et centrale d'analyse – « Journal de gynécologie et Biologie de la Reproduction » 2008 – volume 37 – n°1 – pages 23 à 33

21. BURNS LR., GELLER SE., WHOLEY DR. – The effect of physician factors on the cesarean section decision – « Med Care» – 1995 – volume 33 – n°4 – pages 365 à 382

22. CABROL D.- Dystocie dynamique : Quels traitements ? – « Vocation Sage-femme » - 2004 – n°18 – pages 19 à 22

23. CARBONNE B - Indications de césarienne en cas de dystocie – « Journal de Gynécologie Obstétrique et Biologie de la Reproduction » - 2000 – volume 29 – pages 68 à 73

24. CARBONNE B – Outils de surveillance fœtale pendant le travail -XXVII° « Assises nationales des sages-femmes », X° Session européenne, du 19 au 21 mai

1999, Deauville, Compte rendu scientifique, pages 19 à 25

25. CARBONNE M., BENACHI A., LEVEQUE ML., CABROL D., PAPIERNIK E. - Maternal position during labor: Effects on fetal oxygène saturation masure by pulse oxymetry - « Am J Obstet Gynécol » - 1996 - volume 88 - pages 797 à 800

26. CHESNUT D. - Walking épidural in labor. No influence on the course of labor - « Anesthésiologie » - 1997 - volume 87 - pages 472 à 475

27. DAVID S. MAMELLE N., RIVIERE O. et les Obstétriciens participants au Réseau Sentinelle AUDIPOG – Qui accouche où ? Qui naît où ? – « Journal des Gynécologie Obstétrique et biologie de la Reproduction »- 2000 – n°29 – page 772 à 783

28. DENEUX C., THARAUX, E CARMONA, MH BOUVIER-COLLE, G. BREARD - Postpartum maternal mortality and cesarean delivery – « Obstetric Gynecology » - 2006 - volume 108 - pages 541-548

29. D'ERCOLE C., BRETELLE F., PIECHON L., SHOJAI R., BOUBLI L. – Is cesarean section indicated for the cicatricial uterus ? - « Journal de Gynécologie Obstétrique et biologie de la Reproduction »- 2000 – n°29 – page 51 à 67

30. DE SWIET M. - Why mothers die. Report on confidential enquiries into maternal death in the United Kingdom 1994-1996. - « American Journal of Obstetrics and Gynecology » – 1998 - Volume 182 - n°4 - pages 760 à 766

31. DIEMUNSCH P., HALISKA W., SZCZOT - Apports alimentaires per os durant le travail obstétrical : élèments objectifs et subjectifs – « Annales Françaises d'Anesthésie et de Réanimation » – 2006 – volume 25 – pages 609 à 614

32. EAST CE., BRENNECK SP., KING JF., CHAN FY, COLDITZ PB. The effect of

intrapartum fetal pulse oximetry, in the presence of a nonreassuring fetal heart rate pattern, on operative delivery rates: a multicenter, randomized, controlled trial (the FOREMOST trial) - « Am J Obstet Gynecol » - 2006 – volume 194 – n°3 – pages 606 à 616

33. ECKER JL. - Once a pregnancy, always a cesarean ? Rationale and feasibility of a randomised controlled trial – « American Journal Obstetric Gynecology » - 2004 – volume 190 – pages 314 à 318

34. ECKER, CHEN, COHEN- Increased risk of cesarean delivery with advancing maternal age : indications and associated factors in nulliparous women- « American Journal Obstetric Gynecology » - 2001- volume 185- pages 883 à 887

35. FISCHER A., LA COURSIERE Y., BERNARD P., VARNER M. - Differences between Hospitals en cesarean rates for term primigravidas with cephalic presentation - « Obstetrics Gynecology » - 2005 – volume 105- pages 16 à 21

36. FRASER WD., TURCOT L., KRAUSS I, BRISSON-CAROL G. - Amniotomy for shortening spontaneous labour (Cochrane Review) - « The Cochrane Library » - 2000 - Issue

37. FRASER W., USHER RH. – Temporal variation in rates of cesarean section for dystocia – « Am j Obstet Gynecol » – 1987 – volume 156 – pages 300 à 304

38. FRASER W., VENDITITELLI F., KRAUSS I., BREART G. - Effects of early augmentation of labour with amniotomy and oxytocin in nulliparous women: a meta-analysis. - « Br J Obstet Gynaecol » - 1998 – volume 105 - pages 189 à 194.

39. FRAZER WD. , MARCOUX S. – A randomised controlled trial of early amniotomy – « J Perinat Mede » -1991 – volume 19 (suppll 2) – page 93

40. FRAZER WD., SOKOL R., - Amniotomy and maternal position in labor – « Clin Obstet Gynecol » – 1992 – volume 35 – pages 535 à 545

41. FRIEDMAN *EA*.- Thegraphic analysis of labor. - « Am J Obst Gynecol » - 1954 - volume 68 - pages 1568 à 1575.

42. FRIGOLETTO F.D. , LIEBERMAN E., LANG J..M.. – A clinical trial of active management of labor – « N Engl J Med » - 1995 – volume 333 – pages 745 à 750

43. FRYDMAN R., CARBONNE B., d'ERCOLE C., GOFFINET F. (Collège National des Gynécologues Obstétriciens Français) - Recommandations pour la pratique clinique – La césarienne - « J. Gynecol. Obstet. Biol. Reprod » - 2000 – volume 29 – n°S2 – pages 10 à 109

44. GARDBER M., TUPPURAINEN M. – Einwirkung der persistierenden hinteren hinterhauptslage auf den geburtsverlauf - « Z Berburst U Perinat » - 1994 – volume 198 – pages 117 à 119

45. GAREL M., LELONG N., KAMINSKI M. – Consequences of peridural analgesia for the Cesarean experience and initial mother-child relations - « J Gynecol Obstet Biol Reprod » - 1987 – volume 16 – pages 219 à 228

46. GARITE TJ., DILDY GA., McNAMARA H., et al. - A multicenter controlled trial of fetal pulse oximetry in the intrapartum management of nonreassuring fetal heart rate patterns. - « Am J Obstet Gynecol » - 2000 – volume 183- n°5 – pages 1049 à 1058.

47. GESCHE J., STALING E., SCHMIDT S., VAN DEN BERG. - Etude de l'institute of périnatal médecine de la free university of berlin: Fetal distress and the condition of the new-born using cardiotocography and fetal blood analysais during labor - « BR J of Obstet Gynécol. » - 1987 - volume 94 - pages 72 à 75

48. GLAZENER CM., ABDALLA M., STROUD P., NAJI S. – Postnatal maternal morbidity : extent, causes, prevention and treatment -« Br J Obstet Gynaecol » - 1995 – volume 102 – pages 282 à 287

49. GONZALES de DIOS J., MOYA M. - Perinatal asphyxia, hypoxic-ischemic encephalopathy and neurological sequelae in full-term newborns: an epidemiological study (1) - «Rev Neurol » - 1996 – volume 24 – n°131- pages 812 819.

50. GOYERT G.,BOTTOMS SF – the physician factor in cesarean birth rates – « N Engl J Med » – 1989 – volume 320 – pages 706 à 709

51. GREENE R., GARDEIT F., TURNER MJ. – Long-term implications of caesarean section - « Am J Obstet Gynecol » - volume 176 – pages 254 à 255

52. GROUTZ A., RIMON E., PELED S. et al – Cesarean section : does it really prebent the development of postpartum stress urinary incontinence? A prospective study of 363 wome one year after their first delivery - « Neuroulog Urodyn » - 2004- volume 23 – n°1- pages 2 à 6

53. GUIHARD P., BLONDEL B. - Trends in risk factors for caesarean sections in France between 1981 and 1995 : lessons for reducing the rates in the future - « British Journal Obstetric Gynecology » - 2001- volume 108 - pages 48 à 55

54. HALL MH., BEWLEY S. – Maternal mortality and mode of delivery – « Lancet » - 1999 – volume 354 – page 776

55. HANTOUSHZADEH S., ALHUSSEINI N. – The effects of acuponcture during labour on nulliparous women: a €randomised controlled trial – « Aust NZ J Obstet

Gynecol » – 2007 – volume 47 – pages 26 à 30

56. HAUTH J, HANKING G, GILSTRAP L – Uterine contraction pressures achieved in parturients with active phase arrest – « Obstérique Gynécologie » - 1991 – volume 78 – pages 344 à 347

57. HAVERKAMP AD., ORLEANS M., LANGERDOEFER S., McFEE J., MURPHY J., THOMPSON HE. A controlled trial of the differential effects of intrapartum fetal monitoring. - « Am J Obstet Gynecol » - 1979 – volume 134 – n°4 – pages 399 à 412.

58. HEMMINKI E., MERILAINEN J. – Long-term effects of caesarean sections: ectopic pregnancies and placental problems – « Am J Obstet Gynecol » - 1996 – volume 174 – pages 1569 à 1574

59. HILDER L;, COSTELOE K., THILAGANATHAN B. – Prolonged pregnancy: evaluating gestation specific risks of fetal and infant mortality« Br J Obstet Gynecol » - 1998 – volume 105 – n°2 - pages 169 à 173

60. HUESTON WJ., Mc CLAFLIN RR. – variations in cesarean delivery for fetal distress – « J Family Practice» – 1996 – volume 43 – pages 461 à 467

61. HYANGSOOK LEE., EDZARD E. – Acuponcture for labor pain management: a systematic review – « Am J Obstet Gynecol » - 2004 – volume 191 – pages 1573 à 1579

62. IMPEY L., REYNOLDS M., Mc QUILLAN K., GATES S., MURPHY J., SHEIL O. - Admission cardiotocography: a randomised controlled trial. « Lancet » - 2003 – volume 361(9356) - pages 465 à 470.

63. JOLLY J., WALKER J., BHABRA K. – Subsequent obstetric performance related to primary mode of delivery - « Br J Obstet Gynaecol » - 1999 – volume 106 – pages 227 à 232

64. KLEIN M., LLOYD I., REDMAN C., BULL M., TURNBULL AC. - A comparison of low risk women booked for delivery in two different systems of care. Part I: obstetrical procedures and newborn outcomes – « British Journal of Obstetrics and Gynaecology » - volume 90 – 1983 - pages 118-122.

65. KUCHNERT M., SEELBACH-GOBEL B., BUTTERWEGGE M. - prédictive agreement between the fetal artériel oxygène saturation and fetalscalp pH: results of the German multicenter study - « Am J Obstet Gynécol » - 1998 - volume 178 - page 330 à 335

66. KUHNERT M., SCHIMDT S. - Intrapartum management of nonreassuring fetal heart rate patterns: a randomized controlled trial of fetal pulse oximetry. « Am J Obstet Gynecol »- 2004 – volume 191 – n°6 – pages1989 à 1995.

67. LANGER B., SCHLAEDER G. – What does the cesarean rate mean in France – « Journal de Gynécologie Obstétrique et biologie de la Reproduction » - 1998 - volume 27 – pages 62 à 70

68. LE RAY C., CARAYOL M., BREART G., GOFFINET F. – Primipares à bas risque : Influence de la structure de la maternité sur la «médicalisation » de l'accouchement – « Journal de Gynécologie Obstétrique et biologie de la Reproduction » - 2005- volume 34 – page 302

69. LE RAY C. GAUDU S. – Prise en charge du travail et de l'accouchement chez la nullipare à bas risque : comparaison d'une maternité de type 1 et d'une maternité de type 3 – « Journal de Gynécologie Obstétrique et biologie de la Reproduction » - 2004

70. LINDGREN L. – The influence of uterine contractility upon cervical dilatation in labor – « Am J Obstet. Gynecol. » – 1973 – volume 117 – pages 530 à 536

71. LUMLEY JM. – Unexplained antepartum stillbirth in pregnancies after a caesarean delivery - « Lancet » - 2003 – volume 362 – pages 1774 à 1775

72. LYDON-ROCHELLE M., HOLT VL,. EASTERLING TR., MARTIN DP. – First birth cesarean and placental abruption or previa at second birth – « Obstet Gynecol » – 2001 – volume 97 – pages 765 à 769

73. MAC GUINNESS BJ., TRIVEDI AN. - Maternal height as a risk factor for Caesarean section due to failure to progress in labour - « Aust N Z J Obstet Gynaecol » - 1999 – volume 39 (2) – pages 152 à 154.

74. MAC NAMARA H., CHUNG DC., LILFORD R., JONHSON N. - Do fœtal pulse oxymetry readings at delivery cor relate with cord blood oxygénation and acidaemia - « Br j Obstet Gynécol » - 1992 - volume 99 - pages 735 à 738

75. MAC NIVEN PS., WILLIAMS JI., HODNETT E., KAUFMAN K., HANNAH ME. – An early labor assessment program: a randomized, controlled trial – « Birth »- 1998 – volume 25 – pages 5 à 10

76. MAMELLE N., DAVID S., VENDITELLI F., et al – Perinatal health indicators in 2001 and its evolution since 1994. Results from the Audipog sentinel network - « Gynecologie Obstet Fertil» - 2002 – volume 30 – pages 6 à 39

77. MARPEAU L. et Al – Effet de l'analgésie péridurale sur la contraction uterine – « J Gynecol obstet Biol Reprod » – 1993

78. MARPEAU L., SERGENT F., VERSPYCK E. – Mécanismes des stagnations de

la dilatation en phase active du travail – « Gynécologie Obstétrique et Fertilité » - 2002 – volume 30 – pages 282 à 285

79. MENTICOGLOU SM – Differences among obstetricians in caesarean section rates - « Aust NZ Obstet Gynaecol » –1997 – volume 37 – pages 387 à 392

80. MIKELIC T.- Accompagnement des femmes enceintes à bas risques obstétrical en France et au royaume-Unis- « les Dossiers de l'Obstétrique »-2008- volume 35 - n° 368 - page 5 à 11

81. MORINI A., CANTONETTI G., SPINA V., BONESSIO L. – Fetal lesions due to the bistoury during cesarean section: a study of 58 cases – « Minerva Ginecol » - 1997 – volume 47 – pages 305 à 314

82. NAIDITCH M., LEVY G., CHALE JJ., et al – Cesarean sections in France: Impact of organizational factors on different utilization rates – « Jourmal de Gynécologie Obstétrique et biologie de la reproduction »- 1997- volume 26 - n°5 – pages 484 à 495

83. OJALA K, VAARASMAKI M, MAKIKALLIO K, VALKAMA M, TEKAY A.- A comparison of intrapartum automated fetal electrocardiography and conventional cardiotocography--a randomised controlled study. – « Bjog » - 2006 – volume – 113- n°4 - pages 419 à 23.

84. OUAAHRANI C – Chiffres : Césariennes et Anesthésies, les naissances de plus en plus médicalisées – « Profession Sage-Femme »- 2005 – n°120

85. PATERSON-BROWN S. - Should doctors perform an elective caesarean section on request ? Yes, as long as the woman is fully informed - «British Medical Journal» - 1998 – volume 317 – n° 7156 – pages 462 à 463

86. PENOT J.- Césarienne -« Développement et santé »- 2004- n°170- pages 13 à 18

87. PEREZ-ESCAMILLA R., MAULEN-RADOVAN I., DEWEY KG – The association between cesarean delivery and breast-feeding outcomes among mexican women - « Am J Public Health » - 1996 – volume 86 –article 832 à 836

88. PHILIPS JC. , HOCHBERG CJ., PETRAKIS JK. – Epidural analgesia and ist effects on the normal progress of labor - « Am J Obstet gynecolol »– 1977 – volume 129 – pages 316 à 326

89. POMA PA. – Effects of obstetrician characteristics on cesarean delvery rates – « Am J Gynecol »– 1999 – volume 180 – pages 1354 à 1372

90. POULAIN P., MERCIER C. – Evaluation du fœtus à l'admission des grossesses « a priori » à bas risques- « Jourmal de Gynécologie-Obstétrique et biologie de la reproduction »-2008- volume 37- n°1

91. RACINET C. – Quel est le taux optimum de césarienne ? « Gynécologie Obstétrique Fertilité » – 2006 – volume 34 - n°5- pages 377 à 378

92. RAMIN SM., GAMBLING DR., LUCAS MJ. – Randomized control trial of epidural versus intravenus analgesia during labor – « Obstet Gynecol » – 1995 – volume 187 – pages 1194 à 1198

93. ROBSON, I SANDAMORE, S WALSH - Using the medical audit cycle to reduce cesarean section rates – « American Journal Obstetric Gynecology » - 1996 – volume 174 – pages 199 à 205

94. ROMAN H., GOFFINET F., HULSEY TF., NEWMAN R., ROBILLARD PY., HULSEY TC. - Maternal body mass index at delivery and risk of caesarean due to dystocia in low risk pregnancies - « Acta Obstet Gynecol Scand. » - 2008 – volume 87 –n°2 – pages 163 à 170.

95. ROZEN MG., DICKINSON JC., WESTHOFF CL – Vaginal birth aftercaesarean: a meta-analysis of morbidity an mortality - « Obstet Gynecol » - 1991 – volume 77 – pages 465 à 470

96. ROSEN KG., LUZIETTI R. – Intrapartum fetal monitoring: its basis and current developments – « Prenat. Neoant. Med. » – 2000 – volume 5 – pages 669 à 673

97. RYDING EL. WIJMA B., WIJMA K. – Posttraumatic stress reactions after emergency cesarean section. - « Acta Obstet Gynecol Scand » - 1997 – volume 76 – pages 856 à 861

98. SALING E. - Fetal scalp blood analysis. - « J Perinat Med » - 1981- volume 9 – n°4 – pages 165 à 177.

99. SMITH GC., PELL JP., DOBBIE R. - Caesarean section and risk of unexplained stillbirth in subsequent pregnancy - « Lancet » - 2003 – volume 362 – pages 1779 à 1784

100. SOCOL ML., GARCIA PM, PEACEMAN AM, DOOLEY SL. - Reducing cesarean births at a primarily private university hospital.- « Am J Obstet Gynecol » - 1993- volume *168* - pages 1748 à 1754.

101. THUBISI M., EBRAHIM A., MOODLE J. – Vaginal delivery after previous cesarean section : is X-ray pelvimetry necessary – « British Journal Obstetric Gynecology » - 1993 – volume 100 – pages 421 à 424

102. TOWNER D., CASTRO MA., EBY-WILKENS E., GILBERT WM. – Effect of mode of delivey in nulliparous women on neonatal intracranial injury - « N Engl J

Med » - 1999 – volume 341 – pages 1709 à 1714

103. TUSSING AD., WOJTOWYCZ MA. – The cesarean decision in New York State – « Medical Care » – 1996 – volume 30 – pages 529 à 632

104. TUSSING DA., WOJTOWYCZMA – The effect of physician characteristics on clinical behavior – « Soc Sci Med » – 1993 – volume 37 – pages 1251 à 1260

105. VAN HAM MJ., VAN DONGEN PW., MULDER J. – Maternal consequences of caesarean section : a retrospective study of intra-operative ant postoperative maternal complications of caesarean section during a 10-year period – « Eur J Obstet Gynecol Reprod Biol »– 1997 – volume 74 – pages 1 à 6

106. VAYSSIERE C, DAVID E, MEYER N, et al. - A French randomized controlled trial of ST analysis in a population with abnormal CTG during labor. - « Am J Obstet Gynecol » - 2007;In press.

107. VERSPYCK E., SENTILHES L. - Pratiques obstétricales associées aux anomalies du rythme cardiaque fœtal (RCF) pendant le travail et mesures correctives à employer en cas d'anomalies du RCF pendant le travail – « Journal de gynécologie Obstétrique et Biologie de la Reproduction » - 2008 - volume 37 – n° 1s – pages 56 à 64

108. WAYENBERG JL, VERMEYLEN D, DAMIS E. - Definition of asphyxia neonatorum and incidence of neurologic and systemic complications in the full-term newborn. - « Arch Pediatr » 1998 - 5(10) – pages 1065 à 1071.

109. WESTGATE J, HARRIS M, CURNOW JS, GREENE KR. - Plymouth randomized trial of cardiotocogram only versus ST waveform plus cardiotocogram for intrapartum monitoring in 2400 cases. - « Am J Obstet Gynecol » - 1993 -

169(5) - pages 1151 à 1160.

110. WILKES P. Wolf D. – Risk factors for cesarean delivery at presentation of nulliparous patients in labor « Obstetrics and gynecology New York » – 2003 – volume 102 – n°6 – pages 1352 à 1357

111. WILDMAN K, B BLONDEL, J NIJHUIS, P DEFOORT, C BAKOULA - European indicators of health care during pregnancy, delivery and the postpartum period - « European Journal Obstetric Gynecology Reproduction Biology» - 2003 volume 111 pages 53 à 65

112. WORLD HEALTH ORGANIZATION – Appropriate technology for birth – « Lancet» – 1985 – volume 2 – pages 436 à 437

113. XENAKIS E., LANGER O., PIPER J. – Low dose versus high dose oxytocin augmentation of labor. A randomised trial. - « American Journal Obstetric Gynecology » - 1995 – volume 173 – pages 1874 à 1878

114. ZHANG J., KLEBANOFF MA., DER SIMONIAN R. - Epidural analgesia in association with duration of labor and mode of delivery: a quantitative review- « Am J Obstet Gynecol » - 1999 - volume *180* -pages 970à 977.

Documents non publiés :

115. BRAVARD A. – L'influence d'une analgésie péridural sur un rythme cardiaque fœtal normal – mémoire – Rouen – 2006

116. GALEAZZI A.- Evaluation de la surveillance du travail et de l'accouchement par la tenue du partogramme- thèse- Nice – 2008

117. HAMADOU O. – Moins de césarienne – thèse - Bordeaux – 2004

118. HAMOIGNON AL. – L'utilisation des thérapeutiques posturales en salle de naissance, un bénéfice pour les patientes ?- mémoire- Bourg-en-Bresse- 2005

119. LAVENANT C. – Pourquoi tant d'extractions instrumentales chez la primipare sans risques particuliers- mémoire – Rouen – 1999

120. LENA E. – Bas risque obstétrical : Mythe ou réalité ? – thèse – Rouen – 2002

121. LOISON C. – Indication de césarienne au cours du travail dystocique chez la primipare – mémoire – Port Royal – 1995

122. PAUFICHET C. – Intérêt obstétrical du changement de positions au cours du travail – mémoire – Versailles – 2004

123. PIZZAGALLI F. - Prise en charge obstétricale de la primipare à bas risque : itinéraire d'un étudiant sage-femme entre deux maternité- mémoire – Rouen – 2007

124. ROMAN H.- Facteurs liés à la césarienne en cours de travail à terme- thèse- Paris – 2008

125. SIRGUE S. et MOUROT A.- La césarienne pendant le travail : indications et délais de prise en charge- mémoire – Bordeaux – 1998

126. TROUVE M. – Les indications de césarienne : évolution et fréquence, étude comparative entre deux périodes 1996 et 2001 –mémoire - Bordeaux – 2002

127. ZAVRAS P.- la prise d'une boisson sucrée au cours du travail réduit-elle le nombre d'accouchements dystociques par forceps, ventouses ou césarienne ?- mémoire- Limoges- 2007

Autres sources : Consulté en 2009

128-131 www.has-sante.fr Haute Autorité de santé

128. L'évaluation des Pratiques professionnelles dans le cadre de l'accréditation des établissements de santé. Saint-Denis-la-Plaine : HAS ; 2004

129. Compte rendu scientifique XXVIIes Assises nationales des sages-femmes à Deauville du 19 au 21 mai 1999 «Outil de surveillance fœtale pendant le travail» - pages 19 à 25

130. Intérêt et indications des modes de surveillance du rythme cardiaque fœtal au cours de l'accouchement normal, en mars 2002

131. Évaluation de la qualité de la tenue du partogramme, Service évaluation en établissements de santé - Janvier 2000

132. AUDIPOG : www.audipog.inserm.fr

133. DAVID S. et les obstétriciens du Réseau sentinelle AUDIPOG : Taux de césarienne attendu compte tenu du recrutement d'une maternité - 11° journées de l'AUDIPOG- Nîmes – 29 septembre 2000

134. www.CNGOF.fr Collège National de Gynécologie et d'Obstétrique Français
Recommandation pour la pratique clinique :
- Modalité de surveillance du bien être fœtal (2007)
- Césarienne : conséquences et indications (2000)

135. www.reseau-naissance.com urml pays de la Loire.
Recommandation pour la surveillance de la grossesse à bas risque

136. www.santé.gouv.fr
Charte de la personne hospitalisée annexe de la circulaire du 2 mars 2006 relative aux droits des personnes hospitalisées

137. www.hopital.fr

« Obésité et grossesse », Dr GUENIOT, Panorama du médecin du 7 avril 2008

« Grossesse : ne pas trop tarder », Dr. COSTE, Panorama du médecin 16 mars 2009

138. www.sos-net.eu.org Base de données juridiques grand public
Les Droits du Patient, rédigé par Me Durrieu-Dielbolt, Avocat à la Cour

139. www.sogc.org Société des obstétriciens et gynécologues du Canada
La présence du personnel médical au moment du travail et de l'accouchement, rédigé en mai 2008 dans le cadre de la Déclaration de principe de la SOGC

140. www.interntionalmidwives.org
Compte rendu de la réunion du Conseil de l'International Confederation of Midwives à Glasgow en mai 2008

141. www.INSEE : Institut National des statistiques et des études économiques

142. www.fph.fr : Fonction Publique Hospitalière
dossier de presse du 08/12/2008

143. www.ordre-sages-femmes.fr : Code déontologie des sages-femmes

ANNEXES.

Annexe I : Classification FIGO du RCF

Annexe II : Score de Bishop

Annexe III : Analyse multivariée

Annexe IV : Tableaux croisés, profil maternel

Annexe V : Tableaux croisés, données pré-partum (1/2)

Annexe VI : Tableaux croisés, données pré-partum (2/2)

Annexe VII : Tableaux croisés, données per-partum (1/3)

Annexe VIII : Tableaux croisés, données per-partum (2/3)

Annexe IX: Tableaux croisés, données per-partum (3/3)

<u>Nota important :</u>
Annexes V à IX : les valeurs entre parenthèses correspondent à des pourcentages.

Annexe I : Classification FIGO du RCF

	Normal	Suspect	pathologique
Rythme de Base	110-150 bpm	150-170 bpm 100-110 bpm	T< 170bpm B < 100 bpm
Amplitude des oscillations	5-25 bpm	5-10 bpm	< 5 bpm(tracé plat) tracé sinusoïdal
Ralentissements	Aucun	Minime RV minime RV modérés typiques	RP sévères RV sévères RT Ralentissement Prolongé
Accélérations	Présentes	Aucune	Aucun

Jp Shaal , D. Riethmuller , R.Maillet - <u>Mécanique et Technique Obstétricales</u> 2 ème édition - Sauramps Médical - 1998 - 604 pages

Annexe II : Score de BISHOP (1964)

Paramètres	0	1	2	3
Dilatation du col utérin	fermé	1 - 2 cm	3 - 4 cm	$\geq$ 5 cm
Effacement du col utérin	0 - 30%	40 - 50%	60 - 70%	$\geq$ 80 %
Consistance du col utérin	ferme	moyenne	molle	
Position du col utérin	postérieure	centrale	antérieure	
Positionnement de la présentation foetale par rapport aux épines sciatiques	mobile (3 cm au dessus)	amorcée (2 cm au dessus)	fixée ($\leq$ 1 cm au dessus)	engagé (1 - 2 cm au dessous)

LANSAC J., MAGNIN G. – <u>Obstétrique</u> Collection Pour le praticien – Paris - Masson – 2008 – 497 pages

Annexe III : Analyse multivariée.

Calcul par régression statistique utilisant la formule xi :logistic.
Seuls les résultats pour lesquels le P est proche de 0,05 ont été reportés dans ces tableaux pour en faciliter la lecture.

Tableau 1 : Confrontation foeto-pelvienne.

	OR	p	IC 95%
Bassin anormal	9,41	0,004	2,07-42,72
PA > 95°p	4,58	0,061	0,93-22,47
PC > 95°p	8,42	0,047	1,03-68,94
41 SA	1,69	0,068	0,96-2,99
Direction du travail	5,41	0,001	2,55-11,48

Tableau 2 : Modalité d'admission.

	OR	p	IC 95%
HU<33cm	0,48	0,003	0,29-0,78
Direction du travail	6,81	0,001	3,13-14,81

Tableau 3: Gestion du travail.

	OR	p	IC 95%
APD < 3cm	3,14	0,050	0,99-9,92
Syntocinon > 4 cm	0,49	0,031	0,26-0,94

Tableau 4: Issu de l'accouchement.

	OR	p	IC 95%
Poids Naissance (2500g-2999g)	0,43	0,051	0,19-1,00
Variétés postérieures	8,60	0,001	4,95-14,98

Tableau 5 : Modèle global de régression logistic.

	OR	P	IC 95 %
Bassin anormal	5,59	0,021	1,30-24,04
Examen non fait	0,45	0,041	0,22-0,88
Travail dirigé	2,90	0,065	0,93-9,01
Synto>4cm	0,45	0,020	0,27-0,88
Variété postérieure	8,41	0,001	4,24-16,65
Pds nais. <3000g	0,37	0,060	0,13-1,04
Pds nais >=4kg	4,72	0,022	1,25-17,85

Annexe IV : Tableaux croisés, profil maternel.

Tableau A. : p= 0.313, test du Chi 2

Taille (en cm)	Ethnie				**TOTAL**
	Europe Ouest	Maghreb	Afrique Noire	autres	
< 150	2	0	1	0	**3**
150-159	56	13	4	5	**78**
160-169	150	32	11	10	**203**
170-179	65	4	6	3	**78**
>= 180	5	0	1	0	**6**
TOTAL	278	49	23	18	**368**

Annexe V : Tableaux croisés, données pré-partum (1/2)

Tableau B : p = 0.297, test du Chi 2

PC à l'écho.	Bassin normal	Bassin anormal	Non fait	TOTAL
(10-90)	87	22	155	264
(5-10(	8	0	11	19
)90-95)	1	0	0	1
>95	6	0	4	10
TOTAL	102	22	170	294

Tableau C : p=0,015, test du Chi 2

PC à l'écho.	<10		10-49		50-90		>90		TOTAL	
(10-90)	32	(12,12)	108	(40,91)	103	(39,01)	21	(7,95)	264	(100)
<5	0	(0)	0	(0)	1	(100)	0	(0)	1	(100)
)90-95)	0	(0)	3	(15,79)	15	(78,95)	1	(5,26)	19	(100)
>95	0	(0)	3	(30)	4	(40)	3	(30)	105	(100)
TOTAL	32		114		123		25		294	

Tableau D: p = 0.001, test du Chi 2

PA à l'écho	Poids de naissance (en grammes)						TOTAL	
	3000-3499		< 3000		>= 3500			
(10-90)	125	(45,95)	54	(19,85)	93	(34,19)	272	(100)
(5-10(	0	(0)	1	(100)	0	(0)	1	(100)
)90-95)	5	(31,25)	0	(0)	11	(68,75)	16	(100)
>95	2	(14,28)	0	(0)	12	(85,71)	14	(100)
TOTAL	132		55		116		303	

Tableau E : p= 0.001, test du Chi 2

PA à l'écho.	Poids de naissance (en percentile)								TOTAL	
	<10		10-49		50-90		>90			
(10-90)	33	(12,08)	115	(42,12)	106	(38,82)	19	(6,96)	273	(100)
(5-10(	1	(100)	0	(0)	0	(0)	0	(0)	1	(100)
)90-95)	0	(0)	1	(6,25)	13	(81,25)	2	(15,38)	16	(100)
>95	0	(0)	0	(0)	7	(53,84)	6	(46,15)	13	(100)
TOTAL	34		116		126		27		303	

Annexe VI: Tableaux croisés, données pré-partum (2/2)

Tableau F : p= 0.001, test du Chi 2

HU (en cm)	Poids de naissance (en gramme)						TOTAL	
	(3000-3499)		< 3000		>= 3500			
33-34	43	(33,07)	18	(13,84)	69	(53,07)	130	(100)
< 33	99	(52,94)	51	(27,27)	37	(19,78)	187	(100)
> 34	18	(29,51)	0	(0)	43	(70,49)	61	(100)
TOTAL	160		69		149		378	

Tableau G : p = 0.001, test du Chi 2

HU (en cm)	Poids de naissance (en percentile)								TOTAL	
	<10		10-49		50-90		>90			
33-34	12	(9,23)	45	(34,61)	60	(46,15)	13	(10)	130	(100)
< 33	25	(13,36)	96	(51,33)	62	(32,62)	4	(2,14)	187	(100)
> 34	0	(0)	9	(14,75)	37	(60,65)	15	(24,59)	61	(100)
TOTAL	37		150		159		32		378	

Tableau H : p = 0.815, test du Chi 2

RCF	Terme (en SA)										TOTAL
	37		38		39		40		41		
normal	2	(18,18)	11	(26,82)	29	(30,53)	47	(32,64)	27	(31,03)	116
suspect	6	(54,55)	21	(51,22)	42	(44,21)	62	(43,06)	32	(36,78)	163
pathologique	3	(27,27)	9	(21,95)	24	(25,26)	35	(24,30)	28	(32,18)	99
TOTAL	11		41		95		144		87		378

Tableau I : p= 0.206, test du Chi 2

Terme (en SA)	pH		TOTAL
	< 7,25	>= 7,25	
37 – 38	16	32	48
39	26	67	93
40	54	81	135
41	34	49	83
TOTAL	130	229	359

Tableau J : p = 0.001, test du Chi 2

Admission	Administration Nalbuphine		TOTAL
	non	oui	
Spontané/mb intacte	187	18	205
Spontané/mbrompue	104	17	121
Dirigé	26	26	52
TOTAL	317	61	378

Annexe VII: Tableaux croisés, données per-partum. (1/4)

Tableau K : p = 0.192, test du Chi 2

Pose APD (en cm)	Stagnation en phase active						TOTAL	
	non		Une fois		Plus d'une fois			
3 - 4	37	(24,67)	70	(46,67)	43	(28,67)	150	(100)
< 3	18	(39,13)	21	(45,65)	7	(15,22)	46	(100)
> 4	35	(23,65)	72	(48,65)	41	(27,70)	148	(100)
TOTAL	90		163		91		344	

Tableau L : p = 0.001, test du Chi 2

Pose APD (en cm)	RCF						TOTAL	
	normal		suspect		pathologique			
3 - 4	48	(32)	71	(47,33)	31	(20,66)	150	(100)
<3	5	(10,87)	12	(26,09)	29	(63,04)	46	(100)
>4	50	(33,78)	67	(45,27)	31	(20,94)	148	(100)
TOTAL	103		150		91		344	

Tableau M : p= 0.003, test du Chi 2

Pose ocytocique (en cm)	Stagnation en phase active						TOTAL	
	non		Une fois		Plus d'une fois			
3 – 4	21	(16,93)	59	(47,58)	44	(32,48)	124	(100)
< 3	9	(52,94)	7	(41,17)	1	(5,88)	17	(100)
> 4	24	(16,78)	76	(53,15)	43	(30,07)	143	(100)
TOTAL	54		142		88		284	

Tableau N : p= 0.044, test du Chi 2

Pose ocytocique (en cm)	Indication de la césarienne.							TOTAL	
	Stagnation Non-engagement		ARCF		ARCF+stag		autres			
3 - 4	52	(62,65)	11	(13,25)	19	(22,89)	1	(1,20)	83	(100)
< 3	4	(23,53)	7	(41,18)	6	(35,29)	0	(0)	17	(100)
> 4	34	(57,63)	8	(13,56)	17	(28,81)	0	(0)	59	(100)
TOTAL	90		26		42		1		159	

Annexe VIII: Tableaux croisés, données per-partum. (2/4)

Tableau O : p = 0.003, test du Chi 2

Pose ocytocique (en cm)	RCF						TOTAL	
	normal		suspect		pathologique			
3 – 4	34	(27,42)	56	(45,16)	34	(27,42)	124	(100)
< 3	2	(11,76)	4	(23,53)	11	(64,71)	17	(100)
> 4	45	(31,47)	69	(48,25)	29	(20,28)	143	(100)
TOTAL	81		129		74		284	

Tableau P : p= 0.277, test du Chi 2

Débit maximum syntocinon (en ml/h)	RCF			TOTAL
	normal	suspect	pathologique	
12	5	18	11	34
24	11	17	13	41
36	14	16	18	48
48	15	22	8	45
60	24	27	16	67
72	10	24	10	44
84	2	3	0	5
TOTAL	81	127	76	284

Tableau Q : p = 0.029, test du Chi 2

RCF	PH au cordon				TOTAL	
	< 7,25		>= 7,25			
normal	36	(33,33)	72	(66,67)	108	(100)
suspect	49	(31,41)	107	(68,59)	156	(100)
pathologique	45	(47,37)	50	(52,63)	95	(100)
TOTAL	130		229		359	

Tableau R : p = 0.025, test du Chi 2

Rupture PDE (en cm)	Stagnation en phase active						TOTAL	
	non		Une fois		Plus d'une fois			
3 – 4	34	(24,64)	60	(43,48)	44	(31,88)	138	(100)
< 3	40	(37,38)	45	(42,05)	22	(20,56)	107	(100)
> 4	36	(29,27)	65	(52,84)	22	(17,89)	123	(100)
TOTAL	110		170		88		368	

Annexe IX: Tableaux croisés, données per-partum. (3/4)

Tableau S : p= 0.022, test du Chi 2

Rupture PDE (en cm)	RCF normal		RCF suspect		RCF pathologique		TOTAL	
3 – 4	44	(31,88)	59	(42,75)	35	(25,35)	138	(100)
< 3	23	(21,49)	45	(42,06)	39	(36,44)	107	(100)
> 4	45	(36,58)	55	(47,71)	23	(18,69)	123	(100)
TOTAL	112		159		97		368	

Tableau T : p = 0.014, test du Chi 2

Stagnation Phase active	Variété de présentation Antérieures		Postérieures		Transverses/autres		TOTAL
Non	77	(33,77)	18	(17,65)	5	(17,85)	100
Une fois	102		50		16		168
Plus d'une fois	49	(66,23)	34	(82,35)	7	(82,15)	90
TOTAL	228	(100)	102	(100)	28	(100)	358

Tableau U : p= 0.167, test du Chi 2

Indication césarienne	Variété de présentation Ant		Post		autres		TOTAL	
Stag/Non-engt	34	(37,78)	45	(50)	11	(12,22)	90	(100)
ARCF	10	(29,41)	13	(38,23)	11	(32,35)	34	(100)
ARCF+ stag	15	(36,59)	20	(48,78)	6	(14,63)	41	(100)
autres	1	(100)	0	(0)	0	(0)	1	(100)
TOTAL	60		78		28		166	

Tableau V : p= 0.001, test du Chi 2

Débit maximum d'ocytocique (ml/h)	Indication de césariennes. Stagnation - Non engagement		ARCF	Stagnation/ Non engagement + ARCF	autres	TOTAL
12	0	(0)	8	0	0	8
24	2	(2,22)	9	3	0	14
36	10	(11,11)	5	10	0	25
48	12	(13,33)	2	6	0	20
60	35		1	13	0	49
72	27	(73,33)	1	10	1	39
84	4		0	0	0	4
TOTAL	90	(100)	26	42	1	159

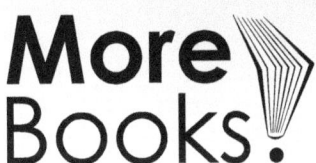

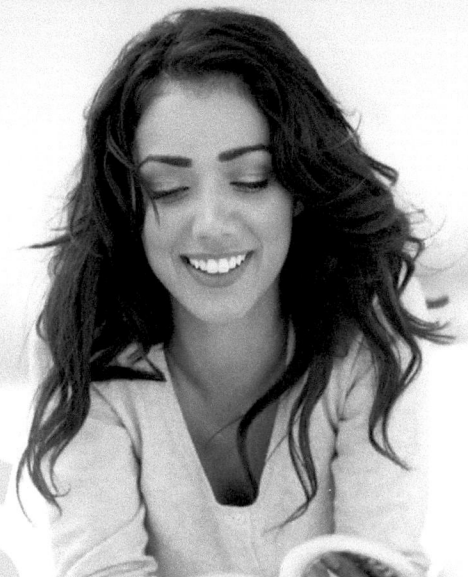

Oui, je veux morebooks!

I want morebooks!

Buy your books fast and straightforward online - at one of the world's fastest growing online book stores! Environmentally sound due to Print-on-Demand technologies.

Buy your books online at

www.get-morebooks.com

Achetez vos livres en ligne, vite et bien, sur l'une des librairies en ligne les plus performantes au monde!
En protégeant nos ressources et notre environnement grâce à l'impression à la demande.

La librairie en ligne pour acheter plus vite

www.morebooks.fr

VDM Verlagsservicegesellschaft mbH
Heinrich-Böcking-Str. 6-89   info@vdm-vsg.de
D - 66121 Saarbrücken   Telefax: +49 681 93 81 567-9   www.vdm-vsg.de

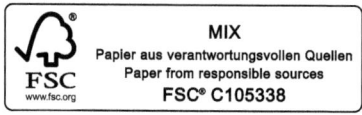

Printed by Books on Demand GmbH, Norderstedt / Germany